烟草赤星病及其生物防治

Tobacco Brown Spot and Biological Control

云南省烟草农业科学研究院　编著

科学出版社

北京

内 容 简 介

本书依据烟草赤星病及其生物防治研究进展,邀请国内从事相关领域研究的专家和学者,从烟草赤星病及其致病菌的研究入手,阐述了烟草赤星病的研究概况、烟草赤星病病菌的研究方法与技术、烟草赤星病病菌的生物学特性、烟草赤星病病菌的侵染与传播、烟草赤星病病菌致病机理的研究进展;再从烟草赤星病的生物防治基础出发阐明烟草赤星病的生物防治因子、生物防治机理、拮抗微生物筛选技术,从生防真菌、细菌和放线菌防治烟草赤星病的研究与利用和烟草赤星病病菌弱毒株的研究与利用、生防菌剂的生产举例介绍了烟草赤星病的生物防治实践,系统总结和论述了烟草赤星病的生物防治现状、存在问题与发展方向。

本书适合从事烟草科学研究、教学、生产和管理的人员,以及农业院校、科研机构、生物制药企业的研究人员参考。

图书在版编目(CIP)数据

烟草赤星病及其生物防治 / 云南省烟草农业科学研究院编著 . —北京:科学出版社,2011

ISBN 978 – 7 – 03 – 030945 – 7

Ⅰ. 烟⋯ Ⅱ. 云⋯ Ⅲ. 烟草 – 赤星病 – 防治 Ⅳ. S435. 72

中国版本图书馆 CIP 数据核字(2011)第 078322 号

责任编辑:王 静 马 俊 王 好 / 责任校对:张 林
责任印制:钱玉芬 / 封面设计:耕者设计室

科 学 出 版 社 出版
北京东黄城根北街 16 号
邮政编码:100717
http://www.sciencep.com

中国科学院印刷厂 印刷
科学出版社发行 各地新华书店经销

*

2011 年 9 月第 一 版 开本:B5(720×1000)
2011 年 9 月第一次印刷 印张:9 3/4
印数:1—1 500 字数:180 000

定价:88. 00 元
(如有印装质量问题,我社负责调换)

编写人员名单

主　编　方敦煌　易　龙

副主编　夏振远　赵秀香

编著人员（按笔画顺序排列）

马冠华　方敦煌　卢占军　李梅云

冷晓东　陈国康　易　龙　周晓罡

赵秀香　夏振远　姬广海　董国菊

窦彦霞

前　言

烟草是我国广泛种植的一种重要高效益经济作物,是国家和地方财政税收的重要经济来源,在国民经济建设中占有重要的地位。随着现代烟草农业种植结构的调整和产业规模的发展,烟草种植区域、栽培措施等都随着烟草科技的发展发生着深刻的变化。

受气候、种植制度的变化、品种更替以及病原和害虫变异分化的影响,我国烟草有害生物的发生日趋复杂,烟草病虫害的发生规律和发生程度都在不断地变化,而防治技术又提出了环境友好、高效、持久的要求,因此,必须正确认识和把握烟草农业发展新阶段的变化和特征,研发和创新高效安全的无公害防治技术来保障烟草的可持续发展。

烟草是叶用经济作物,烟叶的外观和内在质量非常重要。烟草赤星病是烟叶成熟期重要的叶部真菌性病害,在各烟区普遍发生,直接影响烟叶的产量和质量,造成巨大的经济损失,严重威胁烟草的生产。目前,烟草赤星病的防治措施是以化学药剂为主导的综合防治,这些防治技术存在诸多弊端,特别是对烟叶的安全性具有不利的影响(如农药残留)。再加上国家对农药的使用要求越来越严格,农药的大规模使用受到诸多限制。因此发展具有无污染、无公害、有效期长的生物防治,是烟草有害生物综合治理的方向。通过筛选生防菌、研制生防制剂可有效减少化学农药的使用,降低农药残留,是控制烟草赤星病的一个经济、有效、可持续的途径。

本书是烟草赤星病及其生物防治实践的总结和归纳,将烟草赤星病病菌及其生物防治紧密地联系在一起,特别强调了烟草赤星病病菌的生物学特性、侵染与传播、致病机理等病原特点,为病害的生物防治提供了一些新思路与线索。书中阐述了烟草赤星病病菌的研究方法与技术以及病菌的拮抗微生物筛选技术，并从生防真菌、细菌和放线菌等微生物生防因子控制病害的研究与利用和病菌弱毒株的研究与利用、生防菌剂的研制等方面，对烟草赤星病的生物防治实践进行了全面系统的分析评价，探讨了烟草赤星病及其生物防治中取得的成就和有待深入研究的问题。全书共分4章，第一章论述烟草赤星病及其致病菌的研究，第二、三、四章是烟草赤星病的生物防治研究，从烟草赤星病的生物防治基础、实践、现状与展望3个方面来阐述。

本书的作者是由国内多个科研单位长期从事烟草赤星病生物防治研究的科技人员组成，有较丰富的理论基础和实践经验。其中，第一章由云南省烟草农业科学研究院李梅云助理研究员（第一节）、云南省烟草农业科学研究院夏振远研究员与西南大学陈国康副教授（第三节）、方敦煌副研究员（第二节和第四节）以及云南农业大学姬广海教授（第五节）编写，西南大学董国菊和窦彦霞博士也参与了第二节的编写；第二章由云南省烟草农业科学研究院方敦煌副研究员（第一节和第三节）、赣南师范学院易龙副教授（第二节）编写；第三章由云南省烟草农业科学研究院方敦煌副研究员（第一节）、赣南师范学院卢占军博士和易龙副教授（第二节）、沈阳农业大学赵秀香副教授（第三节）、云南省农业科学院生物技术与种质资源研究所周晓罡副研究员（第四节）、方敦煌和赵秀香（第五节）编写，云南省烟草农业科学研究院冷晓东助理研究员也参与第五节的编写；第四章由云南省烟草农业科学研究院方敦煌副研究员、西南大学马冠华副教授、沈阳农业大学赵秀香副教授编写。

本书的编写得到了云南省烟草公司的资助。书中内容是国家烟草专卖局、云南省科学技术厅、重庆市科学技术委员会、云南省烟草公司和重庆市烟草公司资助项目的成果总结和归纳。本书正是在这些项目的研究基础上，结合国内外烟草赤星病及其生物防治的现状，首次编写出版的一本关于烟草赤星病及其生物防治的著作，希望本书的出版能够为烟草病害的

前　言

生物防治提供参考。

本书初稿由中国科学院微生物研究所刘杏忠研究员、西南大学肖崇刚教授、沈阳农业大学吴元华教授、中国农业科学院烟草研究所孔凡玉研究员和仲凯农业工程学院刘开启教授审阅;中国农业科学院烟草研究所张成省副研究员对本书进行了校对,并提出了宝贵的意见与建议;云南省烟草公司、重庆市烟草公司等单位给予了大力支持。如果没有这些支持和帮助,本书不可能顺利付梓面世,特在此致以最诚挚的谢意!

由于目前,国内外有关烟草赤星病生物防治的研究资料还没有足够的积累,在生产中也没有较大规模的应用;此外,国内外尚无针对某一病害的生物防治进行著书的先例。再加上著者水平所限,错误、遗漏在所难免,敬请读者不吝指正,使本书臻于完善。

编　者
2011 年 4 月

目 录

目 录

第一章 烟草赤星病及其致病菌的研究

烟草赤星病是烟草成熟期叶部真菌病害,自 1892 年报道以来,研究者对其发生、危害、症状表现、病害发生发展规律以及病害的综合防治等方面作了大量的调查研究工作。其病原菌是烟草上研究比较早的病原真菌。研究和了解烟草赤星病的生物防治,首先应对烟草赤星病病菌进行全面的了解。本章在论述烟草赤星病研究概况的基础上,着重介绍烟草赤星病病菌的分类地位、形态学、生物学特性、致病力和致病力分化、侵染过程、传播途径和烟草赤星病病菌的致病机理。

第一节 烟草赤星病的研究概况

一、发生

烟草赤星病(tobacco brown spot)是烟叶生产上的主要病害之一,是烟草成熟期发生的叶斑病,对烟叶的产量和质量影响很大,在世界各国均有发生。该病于 1892 年在美国首次报道,1931 年在津巴布韦广泛传播,1956年美国北卡罗来纳州暴发流行,造成直接经济损失 2100 万美元(马长德等1999,刘学敏等 2000,Shew and Lucas 1990,Stavely and Main 1970,于莉等1994);之后在美国严重发生,很快上升为烟草的主要病害(Lucas 1975);20世纪 50 年代前该病是非洲烟草生产上的严重病害;1963 年在日本发生严重危害;1994 年南斯拉夫报道该病是香料烟上的新病害。此外,烟草赤星病在哥伦比亚、阿根廷、澳大利亚、委内瑞拉和加拿大等国也陆续发生,对烟叶生产构成威胁(朱贤朝等 2002),给世界烟叶生产带来巨大的经济损失。中国于 1916 年首次在北京烟区发现,1956 年戚佩坤报道了烟草赤星病的危害,但一直是次要病害。直到 1963 年在河南烟区暴发流行,1964 年在山东烟区猖獗危害,造成了严重的经济损失。此后,随着耕作制度的改变,烟草赤星病得到控制,20 世纪 70 年代间歇危害;80 年代中期以后,生产上大量推广感病品种,连作现象加重,栽培措施上氮肥用量的增加、采收成熟度的提高,致使该病再度流行(朱贤朝等 2002),以黑龙江、吉林两省危害最重。20 世纪 90 年代以来,该病的发生率逐年上升,愈趋严重。中国各产烟区都有该病害的发生,以山东、河南、安徽、黑龙江、吉林等烟区最为严重,其次是四川、云南、贵州、辽宁、陕西等烟区。此外,广东的香料烟区、浙江的晒红烟区危害也较重,每年烟草赤星病发病面积约占植烟面积的30% ~35%(朱贤朝等 2002)。可见烟草赤星病已成为烟草生产的重要限制因子。

二、危害

烟草赤星病为典型的气传病害,间歇暴发、潜育期短、流行速度快,在环境条件有利于发病的情况下,短时期内即可大流行,造成巨大损失(刘学敏等 2005)。烟草赤星病严重时,烟叶发病率可高达 90%,烤烟质量下降1~2 个等级,重病区减产减值达 50% 以上,已成为生产优质烟的主要障碍(谭荫初 1997,汤光忠等 1997)。据全国烟草病虫害预测预报及综合防治站统计,2001 年和 2002 年该病在中国 14 个省市烟区的发病面积、产量和产值损失仅次于病毒病,位居第二;2007 ~2009 年全国烟区因烟草赤星病造成产值损失 41 856.47 万元。

烟草赤星病不仅会导致烟叶残缺不齐、等级下降,而且还导致烟叶化学成分发生变化,如总氮和蛋白质升高、总糖和还原糖降低、糖碱比值下降,使吃味变差,工业使用价值降低。烟草赤星病还会导致烟草物理特性发生明显变化,可使平衡水减少,光泽降低,破损率增加(Main 1973,朱贤朝等 2002）。

三、症状

烟草赤星病在山东俗称"红斑"，河南、安徽、辽宁俗称"斑病"，云南称"恨虎眼"，贵州称"火炮斑"，多发生于烟叶成熟期，一般在烟株打顶后下部叶片进入成熟阶段开始发病，条件适宜病情会逐渐加重。烟草赤星病主要的危害部位是叶片，茎、花梗、蒴果也受危害。烟草赤星病先从烟株下部叶片开始发生，随着叶片的成熟，病斑自下而上逐步发展，最初在叶片上出现黄褐色圆形小斑点，逐渐变成褐色。病斑的大小与湿度有关，湿度大病斑则大，一般来说最初病斑直径不足 0.1cm，之后逐渐扩大，病斑直径可达 1~2cm。病斑呈圆形或不规则圆形，褐色，有明显的同心轮纹，边缘明显，外围有淡黄色晕圈。在感病品种上淡黄色晕圈明显，导致叶片提前"成熟"和枯死。湿度大时，病斑中心有深褐色或黑色霉状物。天旱时，病斑质脆易破；发生严重时，许多病斑相互连接合并，枯焦脱落，造成整个叶片破碎而无使用价值（朱贤朝等 2002）。此外，茎、蒴果上也会产生深褐色或黑色圆形、椭圆形凹陷病斑（孔凡玉 2002）。

四、发病规律

烟草赤星病具有单个病斑产孢量大、传播迅速的特点，因此，监测其发生、流行动态，预测病害发展趋势是经济有效防治病害的前提，分析流行因素是病害预测的基础。

烟草赤星病的病原，通常称烟草赤星病病菌，为链格孢菌［*Alternaria alternata* (Fries) Keissler］，属于半知菌。烟叶采收后，烟草赤星病病菌以菌丝的形式在遗落于田间的烟叶、病株残体或杂草上越冬。第二年春天，在温度达到 7~8℃、相对湿度大于 50% 的条件下，开始产生分生孢子，随着气温的上升，分生孢子的数量逐渐增多，成为初侵染源。借助风、雨传播侵染周围烟株下部叶片,落在烟叶表面的分生孢子在水和温度适宜时萌发,长出菌丝或芽管可直接侵入叶片内部组织中。侵入的菌丝在病斑上再次产生分生孢子,又由风、雨传播,形成再侵染。经过多次再侵染,病菌就可以侵染花梗、蒴果、侧枝和茎等部位,病株死亡后,病残体落入土壤,菌丝潜伏于病残组织内越冬,成为来年的初侵染源。远距离传播主要靠风,雨水仅能够短距离传播。带菌的种子和移栽的病烟苗可能是初侵染的次要来源。华致甫等(1994)研究表明,种子带菌率可达18%,种子表面、种子内部及胚乳中病菌均可能存活越冬。

烟草赤星病是否流行取决于种植的品种是否抗病、烟株是否进入感病阶段及气象因子是否适宜。烟草赤星病发生的早晚、严重度受田间小气候的直接影响。烟株对烟草赤星病有明显的阶段抗病性。由于烟叶对烟草赤星病的抗性从苗期到成熟期逐渐降低,进入工艺成熟期的烟叶最易感病,并按烟叶成熟的先后顺序,病害逐渐由底脚叶向上部蔓延。

烟草赤星病的发生也与耕作制度和栽培措施密切相关。不同的品种,适宜的种植密度不同;同一品种、不同密度,烟草赤星病发生的严重度也不同。种植密度过大,致使田间通风和透光较差,利于烟草赤星病病菌的繁殖,烟草赤星病常严重发生。连作,烟草赤星病发病最重,种植间隔年份越长,发病越轻。烟草赤星病菌在土壤中可存活1年以上,连作会增加土壤内的含菌量,轮作可减少土壤中的含菌量,减轻烟草赤星病的危害,间隔轮作2年以上显著降低烟草赤星病发生。施肥水平对烟草赤星病发生有显著影响,合理施肥是控制烟草赤星病的有效措施。氮肥使用过多、过晚而磷钾不足,致使烟叶成熟过晚,烟株生长过旺,病害发生严重(朱贤朝等2002,朱亚滨和方晓宇2004)。

在田间,烟草赤星病有明显的始发期和盛发期,流行曲线大致呈S形。气候条件的不同,致使烟草赤星病发生的始发期和盛发期有所不同。如湖南、广西4月中旬可见发病,6月份进入盛发期;山东、河南、安徽、湖北等省最早可在6月底至7月初开始发病,8月份进入盛发期。同一省(自治区)

平原与山区发病时期也不同,一般山区比平原稍晚一些。各地烟草赤星病发生趋势基本相同,在进入盛发期之前,病情缓慢上升,主要在下部叶片上零星发病,水平扩散;进入盛发期时,下部叶片已积累了大量菌源,这时病菌随着烟叶的成熟,自下而上垂直扩散(朱贤朝等 2002,陈发炜和公维新 1994,刘学敏等 2005)。

五、综合防治

与其他病害一样,采用单一方法防治烟草赤星病难以达到预期效果,必须贯彻"预防为主,综合防治"的方针,以种植抗病品种、合理栽培为主,辅以药剂防治,进行综合治理。利用抗病品种,适时早栽、合理密植、平衡施肥、及时采收成熟烟叶,提高烟株抗病性;采取销毁烟株残体、轮作换茬等措施,减少田间初侵染源,减轻烟草赤星病的危害;根据病情的发展,适时施药,控制病害的蔓延和流行。

1. 推广种植优质、抗病(耐病)品种

不同品种对烟草赤星病的抗性差异很大,种植优质、抗病(耐病)品种是防治烟草赤星病最经济、有效的措施。但目前生产上种植的品种多数不抗烟草赤星病,可利用的品种较少,为此应加强烟草赤星病的抗病育种工作。多年来,烟草育种工作者做了大量抗病品种的选育工作,获得了一些高抗烟草赤星病的抗原材料,如美国的 Beinhart 1000-1、Florida 22、Baur、NC 95、G-28(郭永峰等 1998a),中国的净叶黄等。净叶黄是中国抗烟草赤星病育种的主体亲本,由它育成的中烟 15、中烟 86、许金 4 号、单育 2 号、中烟 90 等品种,对减轻烟草赤星病的损失起到了一定作用。马长德等(1999)研究发现中烟 90、G 80 具有较强的抗病性,NC 89 和 G 140 易感病;王贵等(1999)研究发现,美国新引进的 K 730、VA 116 和国内的吉烟 7 号、4029、9111-21、丹东 G 8663 等几个品种对烟草赤星病表现了较强的抗性,红花大金元、G 80、K 326 较耐烟草赤星病(刘会合 1998),而温德尔、NC 89

对烟草赤星病的抗性较差,感病严重。较抗烟草赤星病的品种有中国的中烟 90、中烟 9203、许金 4 号、单育 2 号、净叶黄、偏筋黄、歪把子、辽烟 10、中卫 1 号、春雷 3 号以及美国的 Beinhart 1000-1;中度抗烟草赤星病的品种有 NC 95、Speight G 28、Coker 319、G 28 和 K 346 等,而 CV 87 和 CV 85 对烟草赤星病有较高的抗性(朱贤朝等 2002,朱亚滨和方晓宇 2004)。

2. 栽培防病

适当避开烟草赤星病盛发期是控制烟草赤星病发生的有效措施。烟草赤星病主要发生在烟草成熟期,烟草种植可以通过适时早栽,提早成熟采收;采用塑料薄膜和大棚等方式育苗,早移栽、早成熟、早烘烤,使植株成熟期或叶片成熟期避开烟草赤星病盛发期。

改善营养方式,合理施肥。注意平衡施肥,增施磷、钾肥,合理打顶。氮、磷、钾比例以 1∶(1~2)∶3 为宜,或在氮磷钾 1∶1∶1 的基础上,于团棵期、旺长期、打顶期喷施 1% 磷酸二氢钾各 1 次。合理留叶,避免烟株叶片上大下小的长相。

根据品种特性、土壤肥力条件,合理控制密度。密度以成株期叶片不封垄为宜(一般在 1200 株/亩[①]左右),连片种植面积控制在 10hm^2 以下。

搞好田间卫生,减少侵染源。烟草赤星病病菌可以在病茎、病叶以及其他病株的残体上越冬,因此,搞好田间卫生是控制烟草赤星病危害的重要措施。做到及时采收底脚叶、烟叶、烟杆、烟杈,并将其带出田外,深埋或晒干销毁。

3. 药剂防治

目前生产上可选用的优质抗病品种较少,即使有抗性较好的品种,由于质量等方面的原因,也难以推广。因此,烟草赤星病的综合防治仍以栽培措施为主、药剂防治为辅的方式进行。在目前条件下,控制烟草赤星病

[①] 1 亩 ≈ 666.67m^2,后同。

的发生、流行仍应以药剂预防为主。根据烟草赤星病的发病特点,在进入烟叶成熟期结合天气预报及时喷洒有效杀菌剂,防止病害发生及发展。药剂防治存在农药质量、品种效果、施药最佳时期和施药方法等问题。根据本地具体情况确定施药时期,在底脚叶开始成熟时结合采收底脚叶喷施第1次药,之后间隔 7 ~ 10d 喷 1 次,共喷施 3 次。施药时,应着重中、下部叶,自下而上喷施。烟叶正反两面都要喷,以叶面布满药液且不滴为宜。施药后 24h 内如遇大雨,应及时进行补救喷施。

目前,防治烟草赤星病的药剂较多,且均能达到理想的防治效果,可选用 19% 的噁霉・络氨铜水剂 1500 ~ 2000 倍液、40% 的菌核净可湿性粉剂400 ~ 500 倍液、30% 的甲硫・福美双悬浮剂 600 ~ 800 倍液、80% 的代森锰锌可湿性粉剂 120 ~ 160g/亩、50% 的咪鲜胺锰盐可湿性粉剂 35 ~ 47g/亩等药剂兑水喷雾防治。

使用化学农药防治烟草赤星病,一方面,会造成环境污染;另一方面,长期、反复使用可导致病菌产生抗药性,烟株产生药害,引起烟草农药残留等问题。但由于烟草赤星病病菌分化速度较快,在目前尚无优良抗病品种及其他有效防治方法的情况下,药剂防治仍是控制烟草赤星病的发生、流行的主要方法。但应充分考虑农药残留和卷烟安全等问题,根据病情适时喷施,控制突发性病害。

4. 生物防治

目前,生产上使用的生物制剂主要有多抗霉素和科生霉素,一般用10% 的多抗霉素(宝丽安)可湿性粉剂 600 ~ 800 倍液防治烟草赤星病,效果可达 70% 以上。科生霉素还可兼治野火病和角斑病,通常使用 0.3% 科生霉素的 150 ~ 200 倍液,防治混合发生的烟草赤星病、野火病、角斑病效果较好(朱贤朝等 2002)。

经沼气发酵后的液体对病原菌也具有明显的抑制作用(陈丽琼等2004),而且可以避免化学农药所带来的环境污染、农药残留和病害抗性等问题,达到无公害生产的目的,但沼液的抑菌原理及田间防治效果有待进一步研究。

5. 诱导抗性

将从马铃薯上分离获得的马铃薯早疫病病菌茄链格菌(*Alternaria sola-ni*)菌株用 0.5% 的灭菌葡萄糖液配成浓度为 1.0×10^5 个/ml 的孢子液,用悬滴法诱导接种温室内 8 ~ 9 叶期 NC 89 烟草植株的第 4、5 片叶,12d 后用烟草赤星病菌对第 2、3、6、7 片叶进行挑战接种。结果表明,在一定条件下,马铃薯早疫病病菌茄链格菌可诱导烟草植株对烟草赤星病产生系统抗性,抗性诱导效应达 86%。此外,自白菜、油菜、大葱和丁香上分离的 4 个链格孢属(*Alternaria*)菌株也可或多或少地诱导烟草植株对烟草赤星病产生抗性(文景芝等 1996)。

董汉松等(1993b)用烟草赤星病病菌弱毒株诱导处理烟草植株获得了 45% 的抗性诱导效应(诱导接种后第 5d 进行挑战接种),用该菌毒素处理的烟草植株获得了 80% ~ 100% 的抗性诱导效应(诱导接种后第 12d 进行挑战接种)。Kuc(1988)认为,诱导抗性的强弱取决于植物诱导抗性基因的表达程度。诱导刺激的作用使这种基因活化为"敏感状态",当植物受病原物侵染时,"敏感状态"的基因即表达为抗病性。诱导抗病性有诱导期、最大期和持续期 3 个时间参数,很少是植物终身性的(董汉松和王智发 1992)。

6. 杂交及生物技术育种

多年来国内外科技工作者在抗病品种选育方面做了大量的工作,并得到了一批具有相对抗病性的品种材料。抗病育种工作开始于 20 世纪 20 年代,60 年代美国开始抗烟草赤星病育种的工作,利用 NC 95、Coker 319 为抗原,主要在普通烟中通过抗性因素累加和选择先后育成了一些品种,但抗性水平都不高(Chaplin and Graham 1963)。20 世纪 50 年代后期烟草赤星病在美国的流行以及 20 世纪 60 年代在中国、日本的大暴发促使有关烟草赤星病抗病育种的研究在深度和广度上都达到了前所未有的规模,筛选或培育了一大批抗病水平不等的抗性品种并加以利用。栽培的品种,如美国的 Baur、Florida 22、Bananaleaf、Coker 258、Ambalema、NC 80383-5-9、NC 95、Virginia Gold、Coker 319、Speight G 28,中国的净叶黄、潘元黄、歪把子、革新 3 号、偏筋黄,日本的 Nanbu、Chyudaruma,罗德西亚(今津巴布韦)的 Kustaga、White Stem Otinoco,印度的 C 304、阿尔巴尼亚的 Cekpka 等,都表现出对烟草赤星病不同程度的抗性(郭永峰等 1998a)。雪茄品种 Beinhart 1000-1 是 1959 年 Chaplin 和 Graham(1963)发现的高抗品种,是国外唯一的高水平抗原,在抗病杂交育种中得到了广泛的应用,并以它为亲本进行杂交选育,得到了美国烤烟品种 PD 121 和非洲白肋烟品种。津巴布韦、印度的白肋烟、烤烟中也导入了 Beinhart 1000-1 的抗性基因,印度从中筛选出抗烟草黑胫病和赤星病的品种;日本 6 个烤烟品种也导入了 Beinhart 1000-1 的抗性基因,且对遗传规律进行了研究(Chaplin 1971,Lapham and Banket 1976)。几乎与此同时,国内从河南地方品种中选育出了净叶黄,30 年来一直是中国用于烟草赤星病抗病育种的主要抗原亲本。以净叶黄为亲本杂交选育的千斤黄、单育 2 号、许金 4 号、中烟 15、中烟 86、中烟 90 等品种都表现出不同程度的抗病性(王元英和周健 1995)。通过有性杂交,育种学家将这些抗原的抗性转移到了其他感病品种上,选育出了许多新的抗病品种。此外,还有一些中等抗性的品种,如 NC 95、Speight G 28、Coker 319、White Stem Orinoco 等也用于抗烟草赤星病杂交育种,由 NC 95 育成了 VA 770、VA 080、K 358 等,由 Coker 319 育成 Coker 347、Coker 254、Coker 128、Coker 313、Coker 411 等,由 Speight G 28 育成了 Bel 902、辽烟 13、中烟 15、中烟 86 和 CV 系列等抗烟草赤星病的品种或品系(王元英和周健 1995)。CV 系列中的 CV 87 和 CV 85 对烟草赤星病有较高抗性(朱亚滨和方晓宇 2004)。20 世纪 60、70 年代烟草赤星病在全世界范围内严重发生时,一部分抗性较好的品种,如美国的 Florida 22、Baur、NC 95、G 28,我国的净叶黄、潘元黄、革新 3 号、歪把子、偏筋黄等,在生产中的应用对减轻 20

世纪 70 年代烟草赤星病的危害起到了非常重要的作用（郭永峰等 1998a）。

尽管有性杂交在烟草赤星病抗病育种上发挥了重要的作用,也取得了许多成绩,但由于精卵结合困难和可育性太低,限制了对丰富的野生烟草资源的利用。为此,人们将培育高抗烟草赤星病烟草品种的希望寄托在植物分子育种技术上。20 世纪 90 年代以来,陆续有人应用植物基因工程技术将几丁质酶基因、β-葡聚糖酶基因、烟草抗病 N 基因等单个基因导入烟草,并表达出一定的抗病性。但这种技术在我国因目的基因获取困难等原因而局限在实验室内,与生产应用尚有一定距离（朱亚滨和方晓宇 2004）。吴中心等以烟草赤星病的抗性材料净叶黄 DNA 为供体,感病材料 NC 89 为受体,通过涂抹柱头法和注射子房法,进行了外源 DNA 的导入处理,并在人工接种及自然发病条件下,对植株后代进行烟草赤星病抗性鉴定,最后获得了一个抗烟草赤星病性状可以稳定遗传的株系。另外,吴中心还在接种烟草赤星病病菌的双层培养基上,从高感烟草赤星病品种 NC 89 的花药中,诱导出突变体苗。离体鉴定表明,突变体苗有 70% 的植株表现不同程度的对烟草赤星病的抗性,部分表现高抗性（吴中心 1993,1995）。朱生伟等（1999a,1999b）采用浸种和浸苗的动态导入法及柱头滴加、切柱头滴加和子房注射的花粉管通道导入法将 CV 87 和 CV 85 的总 DNA 导入感病的 NC 89,从而选育出 4 株理想的烟株;1998 年又对花粉管通道导入法获得的后代从田间性状、抗病性、蛋白质脂肪可溶性总糖等品质指标以及蛋白质电泳谱带等几个方面进行了检测和筛选,选育出 3 株理想的烟株。董汉松（1994）做了 AT 毒素胁迫叶盘的组织培养再生烟株及其后代对烟草赤星病病菌的抗性研究,NC 89 的二次再生抗病植株获得种子后,其二代烟株在苗期显示出抗病毒损伤、侵入、扩展的能力;与 NC 89 相比,毒素引起的根和叶病变晚 82h,病害减轻 64% ,病菌孢子侵染率低于 60% ,病斑面积减少 2% 。Dilip（1987）筛选出了抗烟草赤星病品种 Rangpur Sumatra 和 Rg（产叶量高）,二者的病情指数分别为 0.26 和 0.66,适于作抗烟草赤星病的育种材料。Cousins (1987)育成了抗烟草赤星病的品种 Kutsaga 110 和 Kutsaga Mammoth 110 (产叶量高),这 2 个品种还同时抗花叶病、白粉病和细菌性斑点病。刘国胜等(1996)将从植物病原细菌丁香假单胞杆菌番茄菌系(*Pseudomonas syringae* pv. *tomato*)获得的无毒基因 avrD 的 3 个启动子组装成一个表达载体,通过土壤脓杆菌将这个嵌合基因转移到 K 326,得到了 12 个抗烟草赤星病植株;Southern 印迹(Southern blot)检测证实表达盒已经转入成功。方玉达和刘大钧(2000)将水稻的几丁质酶基因通过土壤脓杆菌转入烟草,获得许多表达几丁质酶的植株,这些植株同时表现出对烟草赤星病的抗性。

综上所述,烟草赤星病的防治是一项长期、复杂的系统工程,必须根据烟草赤星病的发生、流行规律,科学、认真、灵活地采取有效防治措施,用较少的投入,取得很好的防治效果。同时坚持"预防为主、综合防治"的植保方针,在生产实践中,不断总结和发展新的防治措施,减少病害损失,以达到优质、丰产、丰收的目的(李长江等 1998)。

第二节 烟草赤星病病菌的研究方法与技术

烟草赤星病病菌是烟草赤星病生物防治的靶标微生物,其研究方法与技术涉及典型烟草赤星病症状识别与病样采集、病菌分离、培养、致病性测定、保存等,是病害生物防治研究的一个重要立足点,同时也提供了生物测定病害防治效果的途径。

一、典型烟草赤星病症状识别与病样采集

1. 病害识别

在田间烟草赤星病发病同时也有野火病和蛙眼病发生,三者容易混

淆。从外观上区分,烟草蛙眼病病斑小一些,病斑数相对多一些,病斑中央灰白色(图1-1);烟草赤星病病斑比较粗糙,潮湿时褐色斑上产生深褐色或黑色霉状物(图1-2);烟草野火病病斑比较光滑,轮纹不规则(图1-3)。从发病的田间分布上更容易区分,烟草野火病呈条状分布,沿着烟墒直线传播;烟草赤星病呈同心圆扩散,重病株四围的烟株病害相对重一些。此外,从发病的叶位也可以区分,烟草野火病从底脚叶到顶叶均会发病,各叶位发病程度差别不明显;烟草赤星病从底脚叶到顶叶各叶位发病存在显著差异,底脚叶发病较重、顶叶较轻或不发病。

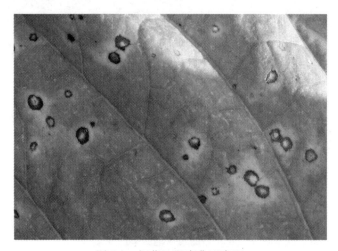

图 1-1   烟草蛙眼病典型病斑

2. 病样采集

烟草赤星病病样可在当地烟田病害的始发期到盛发期内采集。采集时,不同的发病程度病斑均应采集,在当地种植的主要栽培品种上采集为主,同时兼顾其他代表性品种,以便于分离不同致病力菌株。采集病叶可沿烟墒隔行采摘,取发病的典型叶片5～10片,每片用干净的卫生纸分隔,放置于牛皮袋中,封口,编号。如采集的病样不能在一周内分离,需在通风处晾干,或用低于40℃的鼓风烘箱烘干。

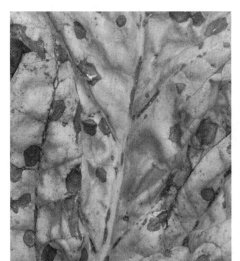

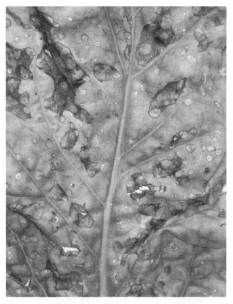

图 1-2 烟草赤星病典型病斑 　　　　　图 1-3 烟草野火病典型病斑

二、烟草赤星病病菌的分离

烟草赤星病病菌的分离主要是从典型病斑上进行的,分离的方法有组织分离法、稀释分离法、单孢分离法 3 种。不论采用哪种分离方法,分离材料都要尽可能新鲜,一般在病样采集的 2~3d 内分离。如果在 2~3d 内不能分离,可置于 4~6℃低温冰箱保存,但不可超过 7d,否则病样会腐烂,病菌不容易被分离。如果采集的标本过多,来不及分离时,可晾干病样、保存,再通过保湿后分离。以下具体介绍这 3 种病菌的分离。

1. 组织分离法

按方中达(1998)叶斑病真菌分离法进行,培养基采用马铃薯葡萄糖琼脂(potato dextrose agar, PDA)(去皮新鲜马铃薯 20.0g,葡萄糖 10.0~20.0g,琼脂 17.0~20.0g,蒸馏水 1000ml,pH 自然)或燕麦琼脂(oatmeal agar,OA)(燕麦片 30.0g,琼脂 17.0~20.0g,蒸馏水 1000ml,pH 自然),通

常将利福平或虎红溶液加入到融化的培养基中,使利福平的终浓度为 $100\mu g/ml$、虎红的终浓度为 $30\mu g/ml$,以抑制细菌的生长。分离时,用75% 乙醇消毒的剪刀剪下整块病斑,用自来水洗净,再用75% 乙醇消毒 5～10s, 灭菌水冲洗 2～3 次,再将病斑剪成 5mm×5mm 大小的病组织,转移到平板上。

2. 稀释分离法

病害标本用自来水洗净,75% 乙醇消毒 5～10s,灭菌水冲洗 2～3 次后,置于灭菌培养皿,下皿皿底加湿润滤纸或脱脂棉保湿,于26℃温育48h

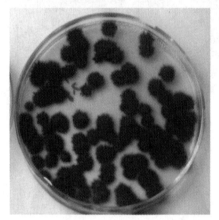

图1-4 烟草赤星病病菌的稀释分离

后,取病斑 3～5 块置于 10 ml 无菌水的培养皿中,用玻璃涂布棒或接种环轻刮病斑数下,吸取 0.1ml 上述制备液于利福平或虎红的 PDA 或 OA 平板上,涂布(图1-4)。

3. 单孢分离法

简易挑单孢法:病害标本的保湿同稀释分离法,于26℃温育48h 后,取病斑置于 80 倍的体视显微镜下检查,视野对准病斑上产生的分生孢子。将削尖的细而圆滑的竹牙签或细接种针置于浓的次氯酸钠中灭菌,在 PDA 或 OA 平板上轻划 2～3 下去除表面的次氯酸钠,于分生孢子较稀疏的视野内轻轻挑取单个分生孢子划在平板上(方敦煌等 2009)。

显微挑单孢法:病害标本的保湿同稀释分离法,于26℃温育48h 后,于无菌条件下,以无菌水洗下病斑上的分生孢子,并用无菌脱脂棉过滤获得分生孢子悬浮液,调整浓度。将分生孢子悬浮液均匀涂抹在很薄的水琼脂平板(water agar,WA)(琼脂 17.0～20.0g,蒸馏水 1000ml,pH 自然)表面。在显微镜下观察并标记视野中的单一分生孢子,挑取单分生孢子移植到利福平或虎红的 PDA 或 OA 平板上。

将以上 3 种方法分离的平板均置于 26℃恒温培养箱中培养 48~72h,检查分离效果,分别将分离物培养 7~14d 至产孢后,用显微镜检查。根据形态(Simmons 1981)确定是否为链格孢菌,再利用离体叶片进行致病力测定(董汉松等 1989b),判定其是否为烟草赤星病病菌。

由于该病菌比较容易分离,许多研究者采用组织分离法分离烟草赤星病病菌,而对分离方法缺乏探索。事实上,烟草赤星病病菌的重寄生菌以及病斑上腐生链格孢的干扰,会导致病菌分离的失败。此外,对同一片病叶,甚至是同一病斑,可能是由同一病菌侵染造成的,也可能是由于多种致病力不同的菌株共同侵染造成的。因此,不能简单地认为一个典型的烟草赤星病病斑就只能分离得到同一致病力的病原。

组织分离法简便,但有些分离的病菌往往不产生分生孢子;而稀释分离法、单孢分离法分离的均可产生分生孢子,不产生分生孢子的病斑在分离前就已被淘汰。虽然后两种方法的分离步骤较繁琐,但更容易纯化,且同样数量的分离材料获得不同菌株的数量会多一些。组织分离法中分离材料仅经过典型症状的判别就予以选择;稀释分离法中分离材料经过保湿、肉眼观测选择了病原培养方面的一些特性;而单孢分离法除经过症状、病原保湿培养选择特征外,还经过了显微镜的病原鉴别特征诊断。分离前,分离材料经过的选择条件越多,病原纯化就越容易,得到的病原纯度就越高。也就是说,单孢分离法可不经过病原纯化,就能得到较纯的病原物;稀释分离法经过 1~2 次的纯化,就能较好地纯化病原;而组织分离法可采用 2~3 次的初生菌丝移植纯化,或者采用单分生孢子分离方法(方中达1998)纯化,即在无菌条件下,以无菌水洗分生孢子,脱脂棉过滤,得到分生孢子悬浮液,调整其浓度,均匀涂抹在很薄的 WA 平板上,在显微镜下观察、切取单分生孢子的培养基,并移植到 PDA 平板上,25℃下培养 7d,才能达到纯化的目的。

无论采用哪种方法分离,一般分离后,将纯化的菌株移植到 PDA 斜面上培养、保存;鉴定时均需要培养,获得分生孢子及其着生方式。基于此,稀释分离法、单孢分离法分离病原的效率应当比组织分离法更高一些。因为组织分离法得到的病菌,同一病斑中生长较快的病菌会迅速占领培养基质,导致分离的其他菌株不能被分离。此外,在鉴定时需要诱导产生分生孢子,那样有些不产生分生孢子的菌株就会被淘汰。

三、烟草赤星病病菌的培养与分生孢子悬浮液的制备

1. 烟草赤星病病菌的培养

烟草赤星病病菌是一个致病差异较大的混杂种(Lucas 1975),平板上不同来源、不同致病力菌株的气生菌丝生长的最适温度为 20~24℃,基内菌丝最适生长温度为 20~28℃,产生分生孢子的最适温度为 24~28℃,但不同来源、不同致病力菌株的菌丝生长和分生孢子产生受光照影响的差异较大(Spurr 1973,Stevenson and Pennypacker 1988,王智发和董汉松 1991)。选用不同来源、不同致病力菌株对烟草赤星病病菌的菌丝生长、分生孢子产生等生物学特性进行试验研究,能得出更科学的结论。然而,目前不论是抗病育种,还是防治效果测定,人工接种烟草赤星病用的病菌接种体均采用较强致病力的病菌菌株。由于人工接种用烟草赤星病病菌具较强致病力,其菌丝生长、分生孢子产生的效率往往比较低。仅依靠传统的培养产孢,只能满足离体叶片接种用;要满足大田人工接种,仅接种感病品种设置病害诱发行也需要花费较大的劳动来制备大量的接种体。

烟草赤星病的传播主要是分生孢子通过气流实现的,因此研究病斑产生分生孢子的条件可以为病菌的培养提供一些帮助。马贵龙等(2006)利用病斑研究病菌产生分生孢子的条件时发现,烟草赤星病病斑数量较多且日龄较长、气温约在 24℃、相对湿度 93% 以上、露时长、降雨、日照短,有利于烟草赤星病病斑产生分生孢子。其中,温度、光照对病斑产生分生孢子的影响与平板上较强致病力病菌培养结果一致(董汉松等 1993a,杨玉范等 1994)。

综上所述,烟草赤星病病菌较强致病力菌株的培养可采用 PDA 或 OA 平板,在 24~26℃、黑暗条件下培养 7~9d,待菌丝长满平板后用封口膜密封培养皿保湿,继续培养 3~5d,或者密封皿后在 6~8℃低温黑暗处理 24~48 h,再于 24~26℃、黑暗条件下培养 2~3d。这种将菌丝生长与分生孢子产生相对分开的培养方式,可以呈数量级地提高培养平板上的产孢量。而且由于培养皿的密封,培养基不容易变干,也减少了污染,培养好后可现用,也可以放置在 2~4℃冰箱保存 3~6 个月备用。

2. 分生孢子悬浮液的制备

在 PDA 平板上26℃培养 10~14d,待充分产孢后,加无菌 1% 葡萄糖溶液 10ml 浸 15~20min,用无菌的棉签洗下分生孢子和菌丝体,经无菌脱脂棉过滤,除去菌丝体,再用无菌 1% 葡萄糖溶液配成悬浮液,分生孢子浓度通常为 10^4 ~10^5个/ml。配制的分生孢子悬浮液,最好现配现用。

四、烟草赤星病病菌的致病性测定

烟草赤星病病菌的接种体有菌丝和分生孢子,对于烟草赤星病病菌的致病性测定来说,采用菌丝块或菌丝悬浮液接种测定显然不适合,因为菌丝侵染在田间自然条件下很少发生,不能代表病菌的自然侵染致病,只有病菌的分生孢子萌发、侵染、致病,才能较好地说明病菌的致病能力。分生孢子液接种有三种方法:分生孢子悬滴法(董汉松和王智发 1989b)、分生孢子液棉球(张明厚等 1998)、分生孢子液喷雾(GB/T 23224 -2008),其中分生孢子液喷雾接种最接近自然侵染过程,分生孢子悬滴法、分生孢子液棉球是两种极为相似的接种方法,比较接近病菌分生孢子的雨水飞溅侵染。

在烟草赤星病病菌的致病性测定时常用的方法有三种:温室苗期悬滴法、温室苗期分生孢子喷雾法、成熟期离体叶片分生孢子悬滴法,其中苗期的均是活体接种。

1. 温室苗期悬滴法

温室苗期悬滴法接种测定烟草赤星病病菌的致病力大多数是沿用董汉松和王智发(1989b)建立的方法,具体如下:

(1)测定菌株致病力的烟苗以感病的烤烟品种 G 140 或其他感病品种较为合适。育苗采用高密度漂浮、湿润、沙培其中一种方法即可,再将幼苗移栽到直径大于 10 cm 的花盆,在 22~28℃的温室培育至 9~10 叶期。

(2)将培养获得的各菌株分生孢子液调节至同一的浓度(10^4~10^5个/ml),在第 5、6 片真叶的叶肉上等距离悬滴接种,每叶 12 滴,每滴 25μl,每菌株接种烟苗 9 株,分为 3 组,即 3 个重复,用 1% 葡萄糖溶液同样悬滴接种烟苗 9 株作对照。接种后,密封温室,加湿器保持相对湿度 80% 以上 3d,在相对湿度 70% 以上、22~28℃温室继续培养 5~7d。

(3)幼苗接种后 5~7d 检查发病情况,以叶片为单位统计发病率,按表 1-1 的标准判断单叶发病等级,计算病情指数,统计结果取 3 次重复的平均值,按董汉松等(1993e)的强弱标准,统计各菌株致病力的强弱(表 1-2)。严格地讲,不致病的菌株不是烟草赤星病病菌。

表 1-1　温室苗期悬滴法接种后发病严重度分级标准

严重度/等级	发病情况
0	不发病
1	接种叶上接种位点中一半发病,病斑不联结
2	接种叶上接种位点均发病,病斑不联结
3	接种叶上接种位点中均发病,病斑枯死,枯死斑在少数位点联结,叶片未接种部分无病斑
4	1/2 以上 2/3 以下的叶面积枯死
5	2/3 到全叶枯死

表 1-2 温室苗期悬滴法接种后烟草赤星病病菌致病力强弱划分标准

病叶率	病情指数	致病力类型
<30%	1~15	弱
31%~59%	16~34	中等
60%~80%	35~50	强
>80%	>50	

2. 温室苗期分生孢子喷雾法

温室苗期分生孢子喷雾法接种测定烟草赤星病病菌的致病力是参照 GB/T 23224-2008 苗期接种鉴定品种建立的方法,详细步骤如下:

(1)测定菌株致病力的烟苗以感病的烤烟品种 G 140 或其他感病品种较为合适。育苗方法同温室苗期悬滴法。

(2)将培养获得的各菌株分生孢子液调节至同一的浓度(10^5~10^6个/ml),用小型手持喷雾器将分生孢子液喷洒到所有的叶片上,每菌株接种烟苗 30 株,分为 3 组,即 3 个重复,用 1% 葡萄糖溶液同样悬滴接种烟苗 30 株作对照。接种后同温室苗期悬滴法保湿培养。

(3)幼苗接种后 7d、10d、20d 检查发病情况,以叶片为单位统计,单叶发病等级按 GB/T 23222-2008 判别(表 1-3),同温室苗期悬滴法计算病情指数,参照 GB/T 23224-2008 品种抗性标准改进的病菌强弱标准,统计各菌株致病力的强弱(表 1-4)。

表 1-3 温室苗期喷雾法接种后发病严重度分级标准

严重度/等级	发病情况
0	全叶无病
1	病斑面积占叶片面积的 1% 以下
3	病斑面积占叶片面积的 2%~5%
5	病斑面积占叶片面积的 6%~10%
7	病斑面积占叶片面积的 11%~20%
9	病斑面积占叶片面积的 21% 以上

表 1-4　离体叶片接种后发病严重度分级标准及烟草赤星病病菌致病力强弱划分标准

严重度/等级	病斑直径/mm	病情指数	致病力类型
0	无病症	0	不致病
1	0.0~0.5	1~30	弱
2	0.6~2.0	31~60	中等
3	2.1~5.0	61~80	较强
4	5.1以上	81~100	强

3. 成熟期离体叶片分生孢子悬滴法

（1）测定菌株致病力的烟苗以感病的烤烟品种 G 140 或其他感病品种较为合适。育苗采用常规漂浮、湿润、沙培其中一种方法即可，成苗后移栽大田，按优质烟栽培方式管理，现蕾时采摘中部健康生理成熟的叶片，每株 2~3 片，用洗洁精清洗后，浸入 1% 次氯酸钠溶液中 2~3min，漂洗清除叶表面的次氯酸钠，晾干，再将叶片置于保湿箱或人工气候室内（方敦煌等 2000）。

（2）将分生孢子悬浮液以悬滴法接种到离体叶片上，均等距离每片叶点 12 滴以上，每滴为 25μl，每菌株重复 3 次，每次处理 3 张叶片，以无菌 1% 葡萄糖溶液处理作对照，25℃保湿培养 5~7d，统计发病情况（方敦煌等 2000，易龙和肖崇刚 2003）（图 1-5）。

4. 烟草赤星病病菌的致病性测定方法比较

董汉松和王智发（1989b）通过对烟苗幼叶和离体叶片接种烟草赤星病病菌均获得了病菌株间的差异性，而且研究发现，烟草赤星病病菌对离体叶片的致病力与其对烟苗叶片的致病力之间存在高度定量的一致性。于是，他提出在烟草赤星病菌的致病力测定中，离体叶片测定法可在相当范围内代替烟苗接种法。由于采用离体叶片法测定烟草赤星病病菌的致病力，易于控制测定过程的温、湿度条件，具有简便、省时、省空间的特点，因而成为烟草赤星病病菌致病力测定中常用的方法。

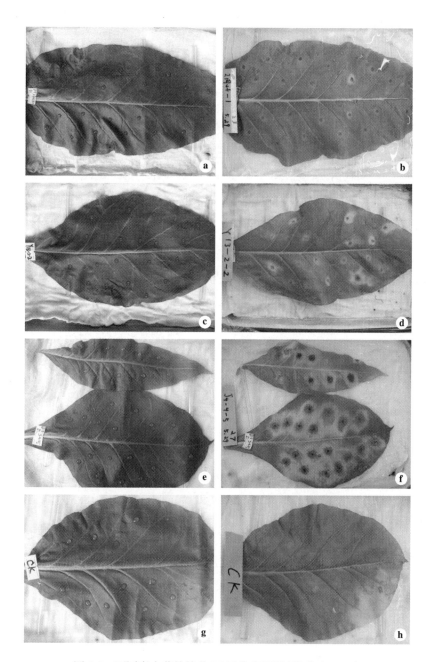

图 1-5 不同毒力菌株接种 7d 后发病情况（张世才 2009）

a. W1（弱毒菌株）；b. W1（弱毒菌株）；c. Y13-2-2（中毒菌株）d. Y13-2-2（中毒菌株）；e. J4-4-5（强毒菌株）；

f. J4-4-5（强毒菌株）；g. 1% 葡萄糖（CK）；h. 1% 葡萄糖（CK）

五、烟草赤星病病菌的保存

在微生物的基础研究和应用研究中,选育一株理想菌株是一件辛苦的工作,而要保持菌种的遗传稳定性更困难。菌种退化是一种潜在的威胁,因此应该引起微生物学研究人员的关注与重视。经筛选、分离、纯化以及纯培养等一系列辛苦劳动获得的优良菌株,能使其稳定地保存、保持原有的特性、不死亡、不污染,随时可提供保持有原始特性的菌种用于交换和使用,这就是菌种保存的任务(沈萍 2000,黄秀犁 2003,闵航和吴学昌 2004)。

菌种保存是一项最重要的微生物学基础工作,微生物菌种是珍贵的自然资源,具有重要意义。菌种保存的基本原理是通过人为地创造合适的环境条件,使微生物的代谢处于不活跃、生长繁殖受抑制的休眠状态。这些人工环境主要从低温、干燥、缺氧 3 方面设计。菌株保存的方法多样,常用的菌种保存方法主要有冷冻干燥保存法、液氮保存法、斜面保存法、液体石蜡覆盖保存法、载体保存法、悬液保存法、寄主保存法等。采取哪种方式,要根据保存的时间、微生物种类、具备的条件等而定(方中达 1998)。

烟草赤星病病菌是一类弱寄生菌,是烟草成熟期重要的病原真菌。烟草赤星病病菌的致病力存在分化现象,一般在烟草赤星病抗性鉴定和生防菌剂筛选工作中选用致病性较强、且稳定一致的病原菌。董汉松等(1993c)研究认为烟草赤星病菌的致病力经过低温保存会减弱,但连续培养或连续接种不引起致病力的减弱或增强。因此,比较适合烟草赤星病菌保存的普遍方法为室温连续转代保存、低温少转代或不转代保存、接种病斑干燥保存等 3 种方法。

1. 室温连续转代保存

将菌株转移至 PDA 斜面,斜面以采用旋盖塞为佳,在 24~26℃、黑暗条件下培养 7~9d 后,旋紧盖子。如无旋盖塞,可用灭菌的橡胶塞代替通气塞,密封培养好的斜面。斜面存储于清洁的橱柜或箱体内,放置在 16~28℃室温条件下。由于密封,菌种不容易干燥,每隔 6~12 个月转移一次即可。保存大量菌种时,定期移植不但工作量大,而且容易产生差错。这种保存方法比较适合经常使用的少量几个菌株的保存。

2. 低温少转代或不转代保存

用 1.00% 硝酸钾、0.50% 磷酸二氢钾、0.25% 硫酸镁($MgSO_4 \cdot 7H_2O$)、5.00% 蔗糖、0.02‰氯化铁组成的 Richards 培养液进行烟草赤星病菌的静置培养,10d 后在液体表面形成茶色或棕色菌丝层,用无菌水洗净附着在菌丝层上的营养物质后平摊在滤纸上,无菌条件下放置 24h,可形成许多暗绿色的分生孢子,晾干后,于 2~4℃条件下低温保存(易龙和肖崇刚 2008)。这种方法适合于大量菌株的保存,至少可以保存 5 年。

易龙和肖崇刚(2008)将通过单孢分离获得的烟草赤星病病菌菌种低温保存后连续转代培养的菌株,以及由 Richards 法培养的菌丝层低温保存的菌种,经连续 5 年的检测发现,连续转代培养的菌株在保存两年后分生孢子萌发率有显著降低,同时菌丝生长缓慢,菌落多呈不规则形、色泽不均;而 Richards 法制作的菌丝层保存的菌种并无明显变化,分生孢子萌发和菌丝生长正常,菌落呈近圆形、墨绿色。通过对 Richards 和常规菌种低温保存连续转代培养两种方法保存菌株的培养性状和致病力测定表明:由 Richards 法保存的烟草赤星病病菌菌种在 4℃条件下能够长时间保存,其致病力没有发生衰退。这种制作保存方法与较为常用的 PDA 斜面试管保存法比更为经济简单、省事省时,不需要特殊设备,只要把液体培养过程中得到的菌丝层晾干,放在阴凉处,即可长期保存,又可按试验要求随时制取新鲜分生孢子,可为烟草赤星病鉴定选择提供致病力稳定的菌株,从而保证年际间抗性鉴定结果的可比性、一致性和可靠性。

3. 接种病斑干燥保存

接种病斑干燥保存是采用寄主植物(烟草)保存病菌(方敦煌等

2009）。可将离体叶片悬滴法接种得到的病斑培养至产生分生孢子时,取病斑,自然晾干、35℃烘干、2～4℃脱水干燥,再将干燥的病斑放置2～4℃冰箱密封保存。也可用不同的菌株喷雾接种烟叶,适温高湿发病,形成典型病斑,再取病斑干燥、保存。

这种保存方法可有效保障病菌的致病力。低温、干燥的保存条件可有效延长病菌的保存期,保存期可达5年以上。此外,病斑碟片状,可节省病菌的保存空间。典型烟草赤星病斑以及作为菌种保存的病斑均可通过病斑保湿培养2～3d,产孢后,采用简易单孢法分离。每次使用时,只要取出几块病斑,单孢分离、转接扩大培养即可满足接种烟草或接种平板等的需要。有效地保持了病菌的遗传稳定性。

第三节　烟草赤星病病菌的生物学特性

一、病菌概述

烟草赤星病病菌为链格孢菌 [*Alternaria alternata*（fries）Keissler],属半知菌亚门(Deuteromycotina),丝孢纲(Hyphomycetes),丝孢目(Hyphomyc-etales),链格孢属(*Alternaria*)。该病原菌的学名在不同的学者、不同的时期应用比较混乱,最初发现该病害的 Ellis 和 Everhart 将烟草赤星病菌命名为长柄链格孢(*Alternaria longipes*),Lucas 1971 年研究认为 *A. alternata* 同 *A. longipes* 在形态学上相同。此后,在有关烟草赤星病的文献资料中一直出现二者混用的情况。Simmons(1981)通过研究 *A. longipes* 的模式标本,并研究了大量的烟草赤星病的标本,认为烟草赤星病的病原应为 *A. longipes*,形态学上有别于 *A. alternata*。我国著名真菌分类学家张天宇通过研究认为二者在形态学上差异很小,其差别即便是分类专家也是较难于分辨。陈伟群和张天宇(1997)利用随机扩增多态 DNA(randomly amplified polymorphic DNA,RAPD) 技术研究了来自于不同国家的 10 个 *A. longipes* 与 5 个

A. alternata 菌株的亲缘关系,结果发现所有供试菌株的亲缘关系非常近,各菌株间相似程度为 90.3% ~94.7%,且聚类关系与寄主和地理来源没有相关性,因此张天宇主张将烟草赤星病的病原学名定名为链格孢烟草专化型[*A. alternata* (fr.) Keissler f. sp. *nicotianae*]。本书按传统习惯,仍称烟草赤星病病菌为链格孢菌。

烟草赤星病菌丝无色透明,有分隔,直径 3.0~6.0μm。产孢方式为内壁芽生孔生式产孢(eb-tret)。分生孢子梗簇生或单生,顶端弯曲,不规则,聚集成堆,顶端着生分生孢子,成链状排列。分生孢子通常链状产生,初期色浅,成熟时呈浅褐色。分生孢子呈倒纺锤形、椭圆或卵圆形,有纵、横分隔,纵隔 0~5 个,横隔 3~7 个,纵横隔有时微弯曲,假喙柱状,长短不等,淡褐色,顶端常略膨大。分生孢子的形状大小,因培养基、菌龄和产生分生孢子的时间长短不同差异很大,一般为(23.5~40.5)×(10.5~16.5)μm,人工培养基上的分生孢子要远远小于病斑上产生的分生孢子。分生孢子梗大小为(19.0~52.5)×(4.0~5.5)μm,喙孢长 6.0~46.0μm。

二、生物学特性

烟草赤星病病菌生长的最适宜温度为 25~30℃,最低温度为 4℃,最高温度为 38℃。菌丝的致死温度在湿热条件下 50℃ 5min 或 49℃ 10min,在干热条件下为 115℃ 5min。多数分生孢子的致死温度在湿热条件下为 53℃ 5min,在干热条件下为 125℃ 5min。分生孢子和菌丝在 0 ~ -2℃或 -10℃条件下可存活几个月,在 46℃条件下可存活 2d。在干燥条件下病叶上的分生孢子在 25℃可保持生活力 370d。烟草赤星病病菌对温度的感应上,不同的学者有不同的观点。例如,于莉等(1994)认为病菌在 5 ~ 35℃均可生长,但在 25℃,4h 条件下萌发率可达 100%。张超冲和黄式玲(1993)的研究表明病菌生长温度为 20~30℃,最适温度 25℃。董汉松等(1993d)的研究表明,病菌生长量—生长温度曲线呈典型的 S 形,最低、最适和最高生长温度分别为 12 ~ 16℃、20 ~ 24℃ 和 36℃，产孢指数—温度曲线近 S 形，产孢的最低、最适、最高温度范围分别为 12 ~ 16℃、24 ~ 28℃ 和 32 ~ 36℃。这些结果的不同可能是菌株间的差异或其他测试条件的不同所致，也可能是不同地域来源的菌株在长期的自然选择中进化的结果。

烟草赤星病病菌对酸碱度的适应范围广，生长的 pH 范围为 3.0 ~ 10.2，最适 pH 5.5 ~ 7.5。烟草赤星病病菌对 pH 的反应，不同的学者采用不同来源的菌株得出不同的结论。张超冲和黄式玲(1993)认为病菌生长的 pH 范围是 3.03 ~ 12.49，最适 pH 5.56。董汉松等(1991)用 17 个 pH 梯度测定的结果表明，以菌落面积为参数的生长量 pH 梯度曲线基本呈直线性变化，生长的 pH 范围为 4.0 ~ 10.5，最适 pH 5.5 ~ 7.5。董汉松等(1993a)的研究结果表明病菌在 17 个 pH 范围内最低、最适和最高 pH 分别为 3.5 ~ 4.0、6.5 ~ 7.5、9.5 ~ 10.0。于莉等(1994)则认为病菌在 pH 3.2 ~ 9.2 之间均可生长，但以 pH 7 时最合适。

黑暗条件有利于产孢，但分生孢子萌发率降低，同时明显抑制菌丝的生长；光照有利于分生孢子萌发和菌丝生长，但产孢量少。董汉松等(1991)认为暗处理明显抑制多数菌株的生长能力。董汉松等(1993a)证明，暗处理可以明显增强病菌的产孢能力。于莉等(1994)的实验认为分生孢子萌发对湿度要求极严格，在 100% 下相对湿度时萌发率只有 52%，分生孢子萌发的最适条件是在水滴中。张超冲和黄式玲(1993)的研究表明分生孢子在 100% 相对湿度下萌发率仅 46%，但在水滴中可达 85%。

培养基的组成条件是影响烟草赤星病病菌生长、产孢和分生孢子萌发的一个重要因子。在 0.1% 蔗糖液、0.1% 葡萄糖液和 5% 烟叶液汁中，分生孢子的萌发均良好，和在水滴中培养无显著差异，其中以 5% 烟叶汁的分生孢子的萌发率较高(94.4%)。烟草赤星病病菌单孢菌株在 PDA 培养基上培养初期为灰白色，逐渐呈现灰黑色同心轮状菌落，菌落绒毡状、平整、扩展较快。病菌在 OA、PDA、玉米粉琼脂培养基(corn meat agar, CMA)(玉米粉 200 ~ 300g，琼脂 15 ~ 20g，蒸馏水 1000ml，pH 自然)更适合于菌丝生长,而蔗糖琼脂培养基(蔗糖 10g,蛋白胨 10g,琼脂粉 17g,蒸馏水 1000ml,pH 自然)更适合分生孢子的产生。在氮源的利用上,有机氮和无机氮均可利用;在碳源的利用上,以甘露糖、淀粉、乳糖中菌丝扩展较快(于莉等 1994)。杨玉范等(1994)研究认为在主要营养条件中木糖、葡萄糖和蔗糖为最适碳源;蛋白胨为最适氮源;PDA 和查氏培养基(Czapek's medium)[硝酸钠 3.0g,磷酸氢二钾 1.0g,硫酸镁(MgSO$_4$·7H$_2$O)0.5g,氯化钾 0.5g,硫酸亚铁 0.01g,蔗糖 30.0g,琼脂 20.0g,蒸馏水 1000ml,pH 自然]为最适培养基。董汉松等(1989a)对烟草赤星病病菌的培养基进行了详细的研究,选用烟草赤星病病菌的 18 个菌株测试了在 11 种培养基上的生长特性与产孢能力。结果表明,供试的 11 种培养基可被分为:宜于产孢型、宜于生长菌丝型、中间型和不适型 4 类,其中宜于产孢型为 OA、滤纸浆琼脂培养基(定性滤纸片 30g,蛋白胨 10g,琼脂粉 17g,蒸馏水 1000ml,pH 5.5)和蔬菜混合煎汁琼脂培养基(菠菜叶 30g,小青菜叶 30g,芹菜叶 30g,大白菜菜心 30g,莲藕片 30g,琼脂粉 17g,蒸馏水 1000ml,pH 5.5);宜于菌丝生长型为麦芽糖琼脂培养基(麦芽糖 10g,蛋白胨 10g,琼脂粉 17g,蒸馏水 1000ml,pH 5.5)、OA、葡萄糖琼脂培养基(葡萄糖 10g,蛋白胨 10g,琼脂粉 17g,蒸馏水 1000ml,pH 5.5);中间型培养基为 NA、PDA 和烟叶煎汁琼脂培养基;不适宜型培养基为查氏培养基和蔗糖琼脂培养基两种培养基。董汉松等(1991)测定了烟叶煎汁培养基中烟叶量对烟草赤星病病菌生长和产孢能力的影响,发现用烟草赤星病病菌 7 个菌株测定的结果表明,病菌在干烟叶(初烤烟叶 150g,琼脂粉 17g,蒸馏水 1000ml,pH 5.5)和鲜烟叶煎汁培养基上较在 PDA 培养基上的生长能力差。病菌达到最大生长量时,培养基中干烟叶和鲜烟叶用量分别为 30g/L 和 30~50g/L,烟叶用量增加趋向于抑制病菌生长。产孢能力在烟叶煎汁培养基上较在 PDA 上强,并随烟叶用量增加呈逐渐增强趋势,烟叶用量分别以 60~90g/L(初烤烟叶)和 100~150g/L(鲜烟叶)为产孢饱和点。在鲜烟叶煎汁培养基中加入蛋白胨能降低病菌的生长能力,但可增强菌株的产孢能力和产孢量。杨玉范等(1994)认为烟草赤星病病菌分生孢子产生的最适宜条件和生长条件基本相同,即病菌生长好则分生孢子形成量多,反之则少。

三、致病性与致病力分化

烟草赤星病在玻利维亚、巴西、哥伦比亚、刚果、德国、匈牙利、印度、意大利、牙买加、日本、马拉维、尼泊尔、荷兰、巴基斯坦、巴拿马、波兰、罗马尼亚、南非、美国、前南斯拉夫、赞比亚等国均有分布。在我国的山东、陕西、云南、河北、内蒙古、辽宁、吉林、黑龙江、甘肃、新疆、安徽、江西、河南、广西、四川、贵州等省(自治区)均有烟草赤星病发生的报道。烟草赤星病病菌除了寄生烟草外,还能侵染茄科植物中的马铃薯、番茄、茄子、龙葵、曼陀罗和蓼科中的本氏蓼,而其他作物和杂草则不被侵害。这一点在烟草赤星病病害的防治中尤为重要,应严禁烟草与这些植物的轮作,以避免加重病害。

烟草赤星病病菌的致病力受多种因素的影响。董汉松和王智发(1992)对我国不同地区烟草赤星病菌20个菌株致病力的测定结果表明,不同菌株致病力有明显的差异。病菌对离体叶片的穿透力与致病力有一定的一致趋势,致病力的强弱与其生长量和产孢量有一定的关系(易龙和肖崇刚2003)。致病力强的菌株菌落生长慢,产孢量低,致病力弱的菌株则相反。董汉松等(1993d)进行了烟草赤星病病菌分生孢子萌发和侵染条件的研究,用病菌的两个菌株进行测定,分生孢子在烟草叶面萌发能力最强;其次是在1%的葡萄糖溶液中;在蒸馏水中萌发最弱。在侵染试验中,用丙酮和70%乙醇清洗的细菌叶片发病加重,露天放置的烟苗较生长在温室内的烟苗发病重,在孢子喷雾法、孢子悬滴法、菌圆片法3种接种方法中,以孢子悬滴法效果最好。董汉松等(1993c)采用连续培养和连续接种的方法,研究了烟草赤星病菌致病力不同的6个菌株生长和产孢特性的变化,结果发现,病菌在连续23代继代培养和连续11代接种过程中,菌落型、生长量和产孢量等培养性状基本保持稳定。

　　烟草赤星病病菌致病力的分化是一个普遍现象,在不同的烟区中都存在着致病力不同的菌株,甚至在同一块地上或同一株烟草上采集分离的烟草赤星病病菌也存在致病力不同的情况。通过云南(方敦煌等 2000)、安徽(杜雷等 2009)、重庆(易龙和肖崇刚 2003)、吉林(卢忠恩等 1998)、黑龙江(申荣艳等 2005)、山东、福建(董汉松等 1993d)等烟区烟草赤星病致病性的研究,均证明了烟草赤星病病菌致病力分化的普遍性。

　　在我国,将烟草赤星病病菌的致病力分为强、中、弱以及无致病力等类型。董汉松等(1993e)从取自国内 11 个主产烟省的烟草赤星病病样中,共分离获得 168 个分离物,对其致病力的测定结果显示,其中 10 个省(除云南省外)的菌株致病力明显地表现为强、中、弱三个类型,广东、吉林两省为强致病力分布型,陕西、山东、四川、湖北和安徽五省为中致病力分布型,福建、湖南两省为弱致病力分布型(表 1-5)。

表 1-5　**烟草赤星病病菌致病力的地理组成**(董汉松等　1993e)

自然种植区划	省份	收集菌株数	致病力组成/%		
			弱	中	强
东北烟区	吉林	20	20.0	35.0	45.0
	陕西	7	57.1	14.3	28.6
黄淮烟区	山东	30	56.7	23.3	20.0
	河南	12	83.4	8.3	8.3
长江中	四川	10	40.0	30.0	30.0
上游烟区	湖北(西部)	15	33.3	40.0	26.7
	安徽(淮南)	23	60.9	17.4	21.6
长江中	湖南	9	77.8	22.2	0.0
下游烟区	福建	28	71.4	10.7	17.9
西南烟区	云南	2	0.0	100.0	0.0
南部烟区	广东	12	33.3	9.4	57.3
总和/统计	11	168	53.0	23.2	23.8

在云南省,不同致病类型的菌株在各烟区呈现特有的变化规律,表现为:随着烟区种植烟草年限的增加,烟草赤星病病菌的致病力分化愈趋于稳定,且致病力有逐渐增强的趋势。如在大理、楚雄两烟区,其种植烟草历史不长、气候相对稳定,烟草赤星病病菌的致病力普遍较低,而在玉溪、红河、曲靖三个种植烟草历史较长、气候变化波动较大的烟区,烟草赤星病病菌的致病力类型表现多样,且各类型的分布也较为均衡(表1-6)(方敦煌等 2000)。

表1-6 烟草赤星病病菌菌株来源及致病力分化(方敦煌等 2000)

编号	来源	病情指数	致病力	编号	来源	病情指数	致病力
003	云南省烟科所基地(玉溪)	95.0	强致病	252	宜良耿家营(昆明)	47.5	中等致病
612	红河烟科所(红河)	94.4		625	弥勒新哨(红河)	32.5	
007	红河烟科所(红河)	75.8		172	江川安化(玉溪)	24.2	
164	江川沈家桥(玉溪)	63.3		004	曲靖烟科所(曲靖)	22.5	
546	寻甸塘子(曲靖)	61.7		161	江川沈家桥(玉溪)	21.7	
232	晋宁昆阳(昆明)	60.8		522	寻甸城关(曲靖)	19.2	
534	寻甸七星(曲靖)	9.2	弱致病	324	牟定新桥(楚雄)	15.0	
623	弥勒新哨(红河)	9.2		411	大理三哨(大理)	15.0	
152	江川鸡窝(玉溪)	6.7		114	省烟科所(玉溪)	0.0	不致病
431	祥云马街(大理)	5.8		241	昆明西山(昆明)	0.0	
323	牟定新桥(楚雄)	5.3		242	昆明西山(昆明)	0.0	
563	陆良芳华(曲靖)	5.0		251	宜良耿家营(昆明)	0.0	
005	楚雄烟科所(楚雄)	4.2		312	牟定共和(楚雄)	0.0	
543	寻甸塘子(曲靖)	4.2		333	牟定中屯(楚雄)	0.0	
332	牟定中屯(楚雄)	3.3		434	祥云马街(大理)	0.0	
636	弥勒虹溪(红河)	3.3		521	寻甸城关(曲靖)	0.0	
153	江川鸡窝(玉溪)	2.5		525	寻甸城关(曲靖)	0.0	
421	祥云下庄(大理)	2.5		532	寻甸七星(曲靖)	0.0	
313	牟定共和(楚雄)	1.7					
552	寻甸河口(曲靖)	0.8					
44	祥云沙龙(大理)	0.3					

研究发现,烟草赤星病菌致病力的类型分布除了具有明显的地区差异之外,来源于同一烟区甚至同一地块、同一烟株不同病斑的菌株,其致病力也存在一定程度的分化现象(表1-7)(张世才 2009)。

表1-7 重庆地区烟草赤星病病菌致病力分化及菌丝穿透能力(张世才 2009)

菌株	来源	病斑大小/mm	病情指数	致病力强弱分化	穿透生长能力等级	穿透力代表值
A1-1	巫山	1.31 ± 0.26	48.3	中	2 级	20
A10-2-3	巫山	1.11 ± 0.90	40.6	中	2 级	15
A10-2-4	巫山	1.64 ± 0.13	50.9	中	2 级	20
B1-4	石柱	1.82 ± 0.10	58.7	中	2 级	20
B20-1-1	石柱	2.78 ± 0.11	78.5	较强	3 级	30
B20-1-2	石柱	1.48 ± 0.10	48.8	中	2 级	25
C1-5	黔江	1.70 ± 0.17	54.4	中	3 级	25
D7-1	彭水	2.53 ± 0.16	68.5	较强	3 级	30
E3-1	彭水	1.08 ± 0.10	36.7	中	2 级	20
H1-3	酉阳	0.48 ± 0.09	25.3	弱	1 级	10
H2-2-3	酉阳	1.17 ± 0.04	38.2	中	2 级	20
H3-5	酉阳	0.41 ± 0.02	22.4	弱	1 级	10
J1-1-1	巫山	1.61 ± 0.46	50.2	中	2 级	20
J1-1-2	巫山	0.82 ± 0.06	34.0	中	1 级	10
J1-1-3	巫山	0.73 ± 0.17	30.5	中	1 级	10
J1-1-4	巫山	1.55 ± 0.13	50.4	中	2 级	20
J4-5-2	奉节	0.95 ± 0.09	35.8	中	2 级	15
J4-5-5	奉节	2.30 ± 0.69	72.3	较强	2 级	25
Y9-2	秀山	1.20 ± 0.32	38.3	中	2 级	20
Y13-2-2	秀山	1.26 ± 0.18	46.8	中	2 级	15
W1	武隆	0.51 ± 0.07	26.5	弱	1 级	10
W2	武隆	1.79 ± 0.13	54.6	中	3 级	25
W3	武隆	0.46 ± 0.08	24.9	弱	1 级	10
W4	武隆	1.50 ± 0.13	48.6	中	2 级	25
W5	武隆	0.97 ± 0.15	42.3	中	2 级	25
W6	武隆	1.04 ± 0.23	36.8	中	2 级	25
Tbs3-R	武隆	1.24 ± 0.22	45.7	中	3 级	25

烟草赤星病病菌在田间繁殖代数与其毒力大小有关,生长后期分离的菌株比生长前期分离的菌株毒性强,即烟草赤星病菌在田间繁殖代数越高,毒性越强(申荣艳等2005)。不同的菌株对同一烟草品种致病力不同,同一菌株对不同烟草品种的致病力也不同,因此卢忠恩等(1998)提出烟草赤星病菌有存在生理小种的可能性。烟草赤星病菌的致病力相对稳定。病菌在1~4℃下保存4年后,侵入寄主的能力不变,引起病斑扩展的能力略有减弱,连续23代继代培养致病力表现稳定,连续培养或连续接种不引起致病力的减弱或增强(董汉松等1993c)。将烟草赤星病菌种经Richards培养液制备成菌丝层,置于4℃低温环境条件下长期保存,连续5年培养性状和致病性上没有发生衰退(易龙和肖崇刚2008)。

烟草赤星病病菌本身存在多个致病型,不同致病型具有不同的致病力。研究认为除环境因素外,影响烟草赤星病病菌菌株致病力分化的原因与烟草赤星病病菌本身的特性有关,这些特性包括烟草赤星病病菌菌株的生长量和产孢量。研究表明,烟草赤星病病菌的产孢量与其菌落的面积呈正相关,与气生菌丝的生长量则呈负相关。烟草赤星病病菌强毒株菌落扩展速度慢、气生菌丝生长量高而产孢量低,弱毒菌株则恰恰相反。通过平板对峙法,Tsuge(2003)观察到烟草赤星病病菌不同菌株间菌丝有融合现象,而菌丝融合则有可能导致异核现象乃至致病力分化的发生。此外,在试验研究中,Tsuge还发现烟草赤星病病菌菌株致病力强弱与其胞外酶的活性有一定相关性,表现为致病力强的菌株,其胞外酶活性越强。但一般认为,菌丝融合及胞外酶活性与烟草赤星病病菌菌株致病力分化的关系,尚需进一步研究证实(杜雷等2009)。关博元等(2007)对不同烟草赤星病菌菌株离体叶片的穿透生长能力的测定结果显示,对烟草叶片穿透生长能力强的菌株,其致病力也相对较强,即烟草赤星病病菌对烟草叶片的穿透生长能力与致病力呈明显的正相关关系。烟草赤星病病菌菌株对离体叶片的穿透和生长能力的分级标准(表1-8)。

表1-8 离体叶片接种烟草赤星病病菌后菌丝对叶面穿透和生长能力分级标准

等级	菌丝穿透和生长情况	代表值
0	无穿透,无生长	0
1	接种位点上菌丝生长稀疏不覆盖接种液滴,无穿透	10
2	接种位点正面菌丝覆盖液滴,并在接种位点背面长稀疏菌丝	20
3	叶正面接种位点与叶背面对应部位均长稠密菌丝,各接种位点间菌丝不连在一起	30
4	叶正反两面均长有浓密菌丝,各接种位点间菌丝相连	40

研究认为,烟草赤星病病菌致病力的类型在烟草不同品种中的出现频率,与烟草品种的抗病性有着密切的联系(表1-9)。强致病力菌株出现频率较高的品种,其抗烟草赤星病病菌侵染和抗病斑扩展的能力均较强;中或弱致病力菌株出现频率较高的品种,则表现为中等水平的抗病斑扩展能力,而抗烟草赤星病病菌侵染的能力则较弱(表1-10)。

表1-9 烟草赤星病致病力在不同品种中的发生情况(董汉松等1993e)

烟草类型	品种	收集的菌株数	致病力组成/% 弱	中	强
晒烟	粤白2号	14	42.9	7.1	50.0
	马里兰609	9	44.4	11.2	44.4
晾烟	沙姆逊(香料烟)	3	33.3	0.0	66.7
烤烟	NC 89	24	30.5	39.1	30.4
	中烟15	10	10.0	40.0	50.0
	云烟2号	2	0.0	100.0	0.0
	Coker 176	10	60.0	30.0	10.0
	H 423	7	71.4	29.6	0
	金星6007	4	25.0	50.0	25.0
	KY 17	7	85.7	14.3	0.0
	永定1号	14	71.4	21.4	7.2
	Coker 258	4	75.0	25.0	0.0

续表

烟草类型	品种	收集的菌株数	致病力组成/%		
			弱	中	强
	K 326	4	75.0	0.0	25.0
	G 140	56	46.2	28.8	25.0
总和/统计	14	168	53.0	23.2	23.8

表 1-10　烟草不同品种在人工接种条件下的抗病性测定结果(董汉松等 1993e)

品种	发病指数		抗病性	
	病叶数/%	病情指数	抗侵染	抗扩展
NC 95	36.0	36.7	2.78	2.72
长脖黄	35.2	35.0	2.84	2.86
永定 401	46.8	33.3	2.14	3.00
NC 326	31.5	31.7	3.17	3.15
永定 1 号	29.3	30.0	3.41	3.33
G 140	55.8	28.3	1.79	3.53
K 326	37.0	26.7	2.70	3.75
中烟 14	41.7	25.0	2.40	4.00
大黄金	37.0	25.0	2.70	4.00
云烟 2 号	26.4	23.3	3.79	4.29
白肋 21	46.8	23.3	2.14	4.29
G 80	20.0	23.8	5.00	4.20
红大	36.4	20.0	2.75	5.00
中烟 15	30.2	22.0	3.31	4.55
G 70	21.7	20.0	4.61	5.00
NC 82	17.2	21.7	5.81	4.61
NC 89	17.2	21.7	5.81	4.61
K 394	21.2	18.3	4.72	5.46
G 28	15.4	18.3	6.49	5.46
中烟 86	28.3	16.7	3.53	5.99
Coker 319	16.7	13.3	5.99	7.52

　　许多植物病原真菌由于多核菌丝间的融合和准性生殖,很容易发生变异,病菌在培养基上生长时容易丧失致病力。在对烟草赤星病病菌的研究中,不同研究者得出的结论相互抵触。根据 Lloyd(1972)的说法,改变烟草赤星病病菌的培养条件可改变菌株的致病力,表明烟草赤星病病菌的致病力是可变的,有研究显示对烟草赤星病病菌连续继代培养后,其致病力迅速丧失。但也有国外学者认为,烟草赤星病病菌的致病力在连续移植中可保持稳定,我国学者的研究也支持了这一观点,认为烟草赤星病病菌某个菌株的致病力是稳定的,既不为连续培养所减弱,也不会因连续接种所增强,虽然改善培养条件可以使烟草赤星病病菌的产孢能力有所提高,但不能使弱毒菌株变为强毒菌株,其致病力是稳定的。

第四节　烟草赤星病病菌的侵染与传播

　　烟草赤星病是一种气传病害,流行速度较快,很容易被误认为是一种细菌病害。烟草赤星病病菌能成功地定殖于寄主烟草上,并吸取寄主的营养物质生长、繁殖后代,在很大程度上依赖于其有效的侵染模式(Hardham 2001)。而能在烟草群体上流行,就意味着病菌需要产生大量的接种体,通过气流由一个感病寄主传播到另一个寄主。烟草的连片规模化种植增加了病菌与寄主接触的频率和短距离空气传播的机会,为烟草赤星病病菌的侵染与传播创造了有利的条件;成熟度高、整齐一致的烟叶加速了烟草赤星病的蔓延与流行。这也许是近几年烟草赤星病越来越严重的 2 个主要原因。

　　烟草赤星病病菌是一种死体营养真菌,本节主要介绍其侵染与传播研究进展。

一、烟草赤星病病菌的侵染过程

　　烟草赤星病是一种真菌性侵染病害,主要发生在烟草叶片上,特别是生理成熟的叶片。一方面,烟草赤星病病菌通过与烟草植株的感病部位——生理成熟叶片的接触与识别,侵入烟草叶片,并在烟草叶片内生长、繁殖等过程,表现出致病作用。另一方面,作为寄主植物的烟草也产生一系列的反应和变化,显现症状。当然,烟草赤星病的发生除了病菌与烟草相互密切接触外,还需要较为合适的温湿度条件。

烟草赤星病病菌引发烟草病害,是一个连续性的侵染过程(infection process),包括侵入前期、侵入期、潜育期和发病期等四个阶段。

1. 侵入前期

侵入前期是指从病原物烟草赤星病病菌与烟草叶片接触开始到形成芽管或附着胞为止的过程,也称接触期,实际上就是病菌与寄主叶片的识别过程。烟草赤星病病菌的侵染接种体,主要是病菌的分生孢子。病菌的分生孢子借助风力或雨水飞溅的力量落到烟草叶面,进入烟叶表面水膜中的分生孢子,利用烟叶分泌的化学物质为营养,在温度适宜(25～30℃)的条件下不足 1 h,即可萌发形成 1～6 条芽管,病菌就牢牢地附着在烟草叶面上,并趋向于叶表伤口处细胞、叶毛基部细胞、气孔、叶缘细胞生长。这阶段病菌比较脆弱,是防止病菌侵入的有利时期,一旦病菌成功侵入,病菌就在寄主细胞内部生活,病害的防治就比较困难。

侵入前期病菌的活动以接种体附着叶表面、与叶表面识别为主,包含接触前识别、接触识别、接触后识别等一系列的识别(recognition)活动(Tucker and Talbot 2001)。接触前识别是烟草赤星病病菌分生孢子萌发形成芽管,并趋向于叶表伤口处细胞、叶毛基部细胞、气孔、叶缘细胞生长的过程,这种趋向生长是非专化性的,不是真正意义上的识别。接触识别是病菌与寄主接触后引发的特异性生理生化反应,亲和识别和非亲和识别两种机制是促进或阻止病菌进一步活动的特定反应(董汉松 1995)。亲和识别导致病菌有效定殖于叶面,并发生感病反应。非亲和识别则使病菌侵染受阻,病菌不能侵入或者即使侵入也不会形成病害,寄主产生抗病反应,杀死病菌或阻止病菌的进一步生长。接触后识别是病菌在寄主植物叶片上定殖后发生的特异性反应,如病菌产生的致病因子:角质酶、果胶酶、寄主专化性毒素(host specific toxins,HST) AT 毒素和非寄主专化性毒素(non-host specific toxins,NHST)TA 毒素等,寄主植物产生植物保卫素及病程相关蛋白等。

2. 侵入期

侵入期是指病菌侵入烟叶后与寄主建立寄生关系的过程。烟草赤星病病菌在烟草生长早期,只能从叶片衰弱部分侵入;在烟草成熟期,叶片由绿变黄、叶绿素、蛋白质含量减少,游离氨基酸、可溶性糖含量增多,细胞壁的许多结构物质被分解、细胞膜功能下降、细胞疏松、空隙率增大、透性增加,致使叶片分泌物中游离氨基酸、可溶性糖含量增高,有利于分生孢子的萌发和侵入(张明厚等 1998)。

烟草赤星病病菌分生孢子要在萌发后长成芽管才能侵入,侵入期需要几个小时;而且侵入时往往需要一定的数量,才能实现侵染。病菌可直接侵入,也可以通过气孔等自然孔口侵入,还可以通过伤口侵入。

(1) 直接侵入

病菌直接穿透寄主的表面保护层侵入,其典型的侵入过程为:病菌分生孢子萌发产生具有吸器的短芽管,即芽管顶端膨大形成附着胞(appressorium)(Deising et al. 2000),附着胞定位于叶表,随机分布,增加了真菌和寄主的接触面积。接着附着胞基部的一小孔处产生较细的侵染丝或侵入钉,靠机械压力和角质酶(cutinase)的共同作用直接穿透植物的角质层,或在角质层下的胞间扩展,或依靠细胞壁降解酶,如纤维素酶(cellulase)和果胶酶(pectinase)的作用穿过细胞壁进入细胞,侵染丝或侵染钉成功侵入后变粗,恢复成正常菌丝状。此外,致病力强的菌株可以不形成吸器,通过萌发形成的芽管直接侵入。

（2）自然孔口侵入

烟草赤星病病菌主要通过气孔侵入。病菌定位进入气孔，有的分生孢子萌发形成芽管直接侵入，如强致病力病菌；有的分生孢子萌发形成芽管后，先形成附着胞和侵染丝，再由侵染丝侵入，一般以此种方式侵染的病菌致病力相对弱一些。此外，有时也会从叶尖和叶缘的水孔侵入。

（3）伤口侵入

由昆虫、雨水和风引起的物理损害造成的伤口或由叶毛脱落、叶与叶之间摩擦、农事操作形成的伤口会向外分泌更多的营养物质，为病菌创造了更多的侵染位点，会刺激分生孢子的萌发，致使更多病菌的侵染。

影响烟草赤星病病菌侵染的环境因素中，以湿度和温度影响最大。湿度是病菌侵入的必要条件，湿度越高对侵染越有利，有水滴和水膜存在则更佳。烟草赤星病病菌分生孢子萌发，附着胞形成和侵入的适宜温度为19~26℃，在此适温下叶面只要保持10h左右的水膜，病菌即可侵入叶片（马贵龙等1999）。烟草赤星病病菌可以通过气孔侵入，光照关系到气孔的开闭也会影响其侵入。

3. 潜育期

潜育期是从病菌与烟叶建立寄生关系到表现症状的过程。潜育期内，病菌在寄主体内繁殖和蔓延，病菌与寄主最基本的关系是营养关系。烟草赤星病病菌是死体营养寄生物（necrotrophic parasite），侵入寄主后，从死亡的植物组织中获取营养物质，主要是借助于病菌的寄主专化性毒素 AT 毒素和非寄主专化性毒素 TA 毒素杀死寄主植物细胞，利用侵入细胞的内含物，使真菌在植物组织中扩展，而且在病菌侵入前就破坏分解了侵染点四周的组织，使其出现黄色的晕斑（Markham and Hille 2001，Wolpert *et al.* 2002，Howlett 2006）。这也是离体培养过程中，病菌产生的 AT 毒素和 TA 毒素能诱发烟草叶片产生典型病斑的原因，AT 毒素是病菌能否致病的决定因子，TA 毒素在病斑的扩展过程中起主要作用（罗红丽2000）。但寄主不是被动地接受病菌的侵害,它也会作出反应,如产生植物保卫素、几丁质酶活性增强等一系列反应抵抗病菌,以阻止病菌的侵入和扩展。此外,烟叶组织可在侵染点周围形成斑痕层,这种斑痕层由大量的三角形细胞紧密排列而成,细胞间隙小,阻止了病菌菌丝在胞间的进一步生长、蔓延。

烟草赤星病病菌侵入寄主叶片后,只局限在侵入点附近,形成局部或点发性的感染,是一种局部侵染(local infection),在叶片的叶肉内形成圆形或近圆形病斑,在主叶脉和茎干上受叶脉的限制,仅形成梭斑。

烟草赤星病病菌所引起的病害潜育期的长短,主要决定于烟叶的成熟度和环境条件。感病的烟叶在温度适宜、湿度合适的条件下,2d就可出现症状,如遇到低温需要5~8d才表现明显症状。Norse(1973)发现,烟草赤星病的潜育期为7~35d。马贵龙等(1999)认为在吉林省烟草赤星病发生的季节,其潜育期一般为3~4d。

4. 发病期

经过潜育期后,寄主植物出现感病症状即为发病。在发病期,烟草赤星病这种局部性病害从最初出现的针尖状小斑点扩大成典型病斑,并可在病斑上出现黑色霉状物,立体显微镜观察可见菌丝呈链状地产生砖隔样的分生孢子。

环境条件,特别是温湿度,对烟草赤星病的进一步发展影响较大。其中,以湿度对病斑的扩大和分生孢子的形成影响最显著。李立军等(2004)在人工气候箱内研究测定烟草赤星病叶斑扩展规律发现,温度和保湿时间是影响烟草赤星病叶斑扩展的2个主要因素;在温度恒定的条件下,保湿时间延长,烟草赤星病病斑面积增大,病斑面积增长一般可持续60h;在12~40℃的温度范围内,烟草赤星病叶斑均可扩展,在同一保湿时间内,12~36℃的温度范围内,随温度升高,病斑扩展率增大,36℃以后则开始下降。马贵龙等(2006)研究认为,病斑产孢潜能高峰在日龄27d,产孢最适温度为24℃,相对湿度在88%以下,病斑不能产孢;在90%~100%范围内,在连续保湿5h以下,病斑也不能产孢;在90%～100%范围内,在7～24h范围内,时间越长,产孢量越大,并随相对湿度增加,产孢量急剧增加。

二、烟草赤星病病菌的传播

烟草赤星病病菌以菌丝体的形式在散落于田间的烟叶、病株残体或杂草上越冬。越冬的烟草赤星病病菌在烟草的生长季节内可由菌丝形成分生孢子侵染烟草,形成初侵染。病菌初侵染烟草后,可继续在形成的病斑中产生大量的分生孢子。释放的病菌分生孢子附着在烟草叶面上进一步萌发、侵染,形成再侵染。因此,烟草赤星病病菌引起的病害是一种多循环病害。

烟草赤星病病菌是烟草叶部病原真菌,主要是靠气流和雨水飞溅传播,以分生孢子作为传播体,传播范围可以从几厘米(一些雨水飞溅传播的分生孢子)到几千米(一些气传的分生孢子)。

1. 气流传播

烟草赤星病病菌易被气流带到空气中,可以随气流进行远距离或近距离的传播。经过气流传播,可将越冬场所形成的分生孢子传播到寄主上,引起初侵染,又可将病斑上形成的分生孢子进行传播扩散,造成再侵染。

气传真菌孢子传播的距离与孢子的大小和质量有关。一般情况下,由于烟草赤星病病菌的分生孢子较大,气流传播有近程传播(传播范围几米到几十米)和中程传播(传播范围百米以上到几千米)两种方式。着落的分生孢子距离菌源中心越近,密度越大;越远,密度越低。最简单的捕捉分生孢子沉降的方法是用凡士林玻片法或培养基平板法多点布局,放置在不同的距离承接,显微计数测定,也可以采用多点布局,旋转胶棒捕捉、测定。马贵龙等(2001)在田间烟草赤星病斑大量出现后,将涂有凡士林的玻片分别置于不同高度(地面以上0cm,30cm,60cm,90cm,120cm,150cm)24h,取回镜检分生孢子数证实附着在烟草叶面上的分生孢子数量与地面以上高度呈指数关系,并随地面以上高度的升高而减少。自动化的定容量孢子吸捕器精度高,可用于烟草赤星病病菌分生孢子传播的专门研究。这种显微计数量化比较耗时,限制了捕捉样品的数量,目前正在开发基于血清学诊断或分子病菌诊断的孢子捕捉测定方法(Mccartney *et al.* 2003,Ward *et al.* 2004)。

2. 雨水传播

模拟和实测结果表明,直径 $100\mu m$ 的液滴能溅散的范围为 10cm,而直径 $600\mu m$ 的液滴能飞溅 100cm(Macdonld and McCartney 1987)。这种差异对于孢子传播距离和随后病害的流行发生重要的影响。雨水冲击叶面,导致病菌孢子从病斑上脱落,孢子随飞溅的雨滴进行传播,附带孢子液滴的数量比例和每个液滴附带孢子的数量决定了病害传播的速度。虽然雨水传播孢子的距离比气流小得多,但雨水对孢子的传播更为有效,雨水形成的液滴为孢子的萌发提供了非常合适的湿度条件,这也是悬滴接种烟草赤星病病菌容易成功的原因。

降雨强度的增加可增大作物表面雨滴的溅出量、病斑上孢子的去除量和总孢子的溅散量,在一定范围内随着降雨强度的增加侵染量也增加,但当强度超过这一范围后,随着降雨强度的增加侵染量反而减少(Madden 1992)。很明显,随着降雨强度的增加,孢子冲刷率也增加。马贵龙等(2001)人工模拟降雨条件下让雨水冲刷烟草叶面上赤星孢子的试验也证实,在降雨量为 2~10mm 时,随降雨量增大,叶面孢子的冲刷率急剧升高;在降雨量 10mm 以上时,叶面孢子的冲刷率随降雨量增大升高反而较慢。

降雨时间也影响孢子的着落。开始时,随着降雨时间的延长,单位面积内着落的孢子量增加,但随着时间的延长孢子着落的数量减少,发病结果与观察到的孢子着落情况一致(Lovell *et al.* 2003,Paul *et al.* 2004)。但是对于烟草赤星病病菌这种分生孢子类型的雨水传播仍然没有很好的研究。

3. 人为传播

烟草赤星病病菌的分生孢子除非经过带菌种子或种苗,或病残体的人为传播,才有可能实现远程传播;否则是不能进行远程传播的,因为烟草赤星病病菌分生孢子数量有限,而且质量相对较大,不会被上升的气流带到千米以上的高空。

第五节 烟草赤星病病菌的致病机理

目前,关于烟草赤星病病菌致病机理的研究较少,现有的研究主要集中在烟草赤星病病菌产生的角质酶和毒素两个方面。本节主要介绍这两方面的研究进展,揭示病原真菌产生的角质酶和毒素及其致病机制。

一、角质酶及其致病机理

1. 角质酶概念及结构

真菌通过角质层直接穿透表皮侵入时,用以突破第一道屏障的酶就是角质酶。能够催化寄主表皮的角质多聚物水解。现已证明,有 22 种真菌能够产生角质酶。采用物理或化学的方法使角质酶钝化或使角质酶缺失,病原菌则不能直接侵入寄主。

角质酶的一级结构是一种具有称作 α/β 水解酶折叠的共同结构框架的蛋白质(Egmond 2000),具有同工酶(高必达和陈捷 2006),属于诱导酶(Bajar *et al.* 1991),主要成分为糖蛋白,其中含 3% ~ 16% 的碳水化合物,一般是以 *O*-糖苷键与碳水化合物结合。人们利用 X 射线衍射分析研究了角质酶的三级结构,它的疏水中心由含有稍微弯曲的 5 个平行的 β-片层组成,周围被 α-螺旋包围,活性中心由催化三分体 Ser 120,Asp 175 和 His 188 组成(Egmond 2000,Gonealves *et al.* 2003)。

2. 角质酶的致病机理

角质层是病原物入侵需要突破的首道屏障,经过长期的进化,病原物演化出一系列的入侵方法。有些真菌如稻瘟病菌(*Magnaporthe grisea*)在附着胞的协助下通过机械压力直接穿透角质(Dean 1997,Dejong *et al.* 1997),而有的真菌可利用角质酶降解角质聚合物从而穿透。角质酶在真菌病原物穿透角质层过程中所起的作用引起相当的争议(Annis and Goodwin 1997,Roger *et al.* 1994),但目前已有许多证据表明病原菌的角质酶在病菌致病过程中有重要作用。

角质层的酶降解有利于促进穿透,该推断与 Rawlinson 等(1978)的观点一致。病菌在侵入过程中产生高活性角质酶,使寄主体表的角质被迅速降解,其防御能力下降,有利于病菌进一步侵入,角质酶可协同其他细胞壁降解酶完成侵入过程。1975 年 Purdy 等分离了豌豆根腐病菌(*Fusarium solani* f. sp. *pisi*)角质酶,之后国外许多学者都对各种角质酶展开研究(Wessels 1994,Tudzynski and Sharon 2003)。

在蚕豆锈菌、禾生炭疽菌和大麦白粉病菌中,角质酶还参与了病原菌在寄主上的附着过程(Deising *et al.* 1992,Pascholati *et al.* 1993)。当用角质酶或酯酶的抑制剂二异丙基氟磷酸时就能够阻止孢子粘贴到叶子的表面,并且染色发现在孢子表面有角质酶和另外两种酯酶。当把分离出的角质酶和酯酶加入到高温灭菌后的蚕豆锈菌的孢子时,又恢复了其黏附到角质层表面的能力。表明角质酶和酯酶通过参与孢子粘贴到寄主表面的方式参与真菌的侵染过程。

Li 等(2003)则从分子水平证明了角质酶 Pbcl 在病原物同心柱盘孢(*Pyrenopeziza brassicae*)侵染油菜中发挥作用,角质酶可以促进穿透角质层。用介导转化的方式将该菌的单拷贝角质酶基因 Pbcl 断裂,通过 Southern 杂交分析表明,该菌的一个突变体 NH10-1224 中,两个拷贝的断裂载体相继插入到 Pbcl 的 5′编码区,导致了基因的断裂。与野生株相比,在 NH10-1224 的跗基节生长或角质诱导的菌丝中都没有 Pbcl 的表达(RT-PCR 检测),在 NH10-1224 的发酵培养液中也没有角质酶活性。对野生株 *P. brassicae* 侵染的牡丹(*Brassica napus*)叶片通过扫描电镜观察表明,该菌通过直接侵染侵入寄主。当在突变株中补充 Pbcl 角质酶基因后,又恢复了角质酶活力和致病性。

烟草赤星病病菌在侵染烟草时也会产生角质酶,病原真菌分生孢子通过少量的角质酶来感受与寄主的接触,通过接触产生角质单体,角质酶基因诱导表达和转录激活从而可诱导真菌产生更多的角质酶,溶解入侵处角质,并分泌其他胞壁降解酶,促进胞壁降解和菌丝的进一步入侵。病原菌一旦突破角质层及表皮细胞后,就很快的分枝生长以致遍布表皮及叶肉细胞,从而打开了病原菌侵入的第一道屏障。

刘辉(2009)从以下四个方面对烟草赤星病病菌产生的角质酶在致病过程中的作用进行了研究:①侵入位点角质酶的确定:角质酶是否存在于侵入位点是证实它是否有致病作用的先决条件。②钝化角质酶阻止病菌侵入:如果病菌只有产生角质酶才能侵入寄主,那么对角质酶活性中心的专化性抑制,应该能阻止病菌侵入。③角质酶缺失突变株致病力减弱或无致病力。④向角质酶缺失突变株加入角质酶恢复致病力:如果病菌是依靠角质酶侵染植物表皮的,那么向病菌角质酶缺失突变株加入角质酶应能恢复致病力。结果表明:角质酶在病原菌的致病过程中具有促进作用。在烟草赤星病病菌产孢过程中,产生大量的角质酶,这从加入底物显色便可得到证明。4-硝基苯丁酸酯(p-nitrophenyl butyrate,PNB)作为角质酶的特异性底物,经角质酶水解,产物对硝基酚呈黄色。同时,用纯化的角质酶制备的分生孢子悬浮液可以促使发病提前,发病程度加重,证明了该酶对致病的促进作用。通过发酵产酶活性大小和致病力强弱的对比,证明了菌株的致病力与产酶活力呈正相关。

二、毒素及其致病作用

1. 真菌毒素的概念及分类

病原真菌在与植物长期进化和复杂的互作过程中,逐渐形成了对植物的

44

寄生性和致病性。病原真菌产生的对寄主植物有毒性的代谢产物称为致病因子,主要包括酶、毒素、激素三大类。研究病原真菌毒素及其作用机理对于了解寄主与病原的相互作用,丰富植物病理学理论具有十分重要的意义。

真菌毒素指的是由真菌产生的一类对人体、动植物有毒害的毒素物质(包括次生代谢毒素物质),不包括有毒性的酶类和激素,以及其他毒性物质。根据毒素对寄主植物的种或栽培品种是否具有特异生理活性和高度专化作用位点,可将其分为寄主专化性毒素和非寄主专化性毒素两类(章元寿 1996,王江柱 1995)。寄主专化性毒素是一类对寄主植物种或小种具有特异性生理活性和高度专化性作用位点的代谢物,在很低水平下就能引起寄主植物的特异性反应,即能反映寄主植物对产生毒素病原真菌的抗性或敏感性差异,被认为是植物的致病因子。非寄主专化性毒素对寄主植物具有非选择性或非专化性,是一类对其寄主植物种或栽培品种具有一定生理活性和非专化性作用位点的代谢物;仅在一定浓度下加剧寄主病情恶化和加重症状表达。但非寄主专化性毒素中本身含有专化性组分或感染诱导因子组分,在病程中起寄主专化性毒素一样的特异性功能。

2. 毒素的致病机理

随着分子生物学研究的发展,大量的实验表明 HST 和 NHST 在寄主植物上的作用位点是细胞质膜、线粒体和叶绿体。特别是寄主专化性毒素,作用靶位点专一性强,严重影响寄主植物的代谢过程和细胞能量的改变,对寄主的细胞膜结构、蛋白质、核酸、水分生理以及其他代谢过程都有不同程度的毒力作用。

毒素对植物生长调节过程有明显的干扰作用,能够破坏细胞和组织完成其功能所需的平衡。毒素在作用位点上可破坏膜结构体系,严重影响植物代谢过程及能量改变,对寄主的蛋白质、核酸、酶等合成与活性导致一系列不良影响,造成植物生理失调、细胞损伤和死亡最后以致整株萎蔫、落叶、枯死。

烟草赤星病病菌在寄主体内和培养过程中可以产生几种不同类型的毒素,其中主要的是 AT 毒素和 TA 毒素两种寄主专化性毒素,这两种毒素在致病过程中都起重要作用。AT 毒素和 TA 毒素都能诱发烟草叶片产生典型的病斑。AT 毒素在寄主-病原物互作中是识别因子,是病菌能否致病的决定因子,在烟草上引起的最典型的症状是处理部位褪绿和组织细胞坏死。它可以影响烟草叶片的生理活性,使叶片的叶绿素 a、叶绿素 b、类胡萝卜素及总叶绿素含量有所降低,从而使叶片光合能力下降。而且也可以使烟草叶片中的蛋白质含量减少(白涛等 2006)。该毒素也可以诱导烟草细胞程序化死亡,而且常常伴有代谢物过氧化氢、丙二醛、脯氨酸的增加和总的蛋白酶活性的提高。

TA 毒素主要在病斑的扩展过程中起主要作用,与病斑大小呈正相关。这些毒素只有在病菌侵入、建立侵染关系的初期有决定性作用。烟草赤星病病斑的扩展常受叶脉限制,特别是主脉限制。烟草组织在侵染点周围形成斑痕层,这种斑痕由许多三角形的细胞紧密排列而成,细胞间隙小,阻止了菌丝在胞间的进一步延伸,使病斑扩展受到限制。

以前的研究表明,烟草赤星病病菌的致病力与毒素的产生密不可分,具体表现为:产毒素能力差的菌株几乎没有致病力,致病力强的菌株有很强的毒素产生能力。研究中还发现用该毒素处理烟草叶片,可产生类似超敏细胞死亡(hypersensitive cell death,HCD)的反应。许多研究认为,植物 HCD 是植物抗病性的重要标志,一方面死亡细胞可以将病原物限定在侵染点周围,从而阻止病菌的扩展实现抗病性;另一方面 HCD 的发生可进一步激活植物的抗病防卫信号通路,从而诱导系统抗病性(induced systemic resistance,ISR)。根据 Alvarez 等(1998)的结果,连接 HCD 与 SAR 的分子是 HCD 过程中所产生的活性氧。白涛等(2006)在研究中也发现,赤星菌毒素不仅可以诱导烟草发生微细胞死亡,同时还可诱导烟草发生明显的过氧化氢积累现象。由于过氧化氢是活性氧的典型类型,因此,推测 AT 毒素诱导的烟草对烟草普通花叶病(tobacco mosaic virus,TMV)的抗性,可能是由于毒素诱导的 HCD 激活了 SAR 通路,从而实现了抗病性。

(李梅云 方敦煌 夏振远 姬广海 陈国康 编著)

参 考 文 献

白涛,梁元存,王荣,等. 2006. 烟草赤星菌毒素诱导烟草微细胞死亡及对 TMV 的抗性. 中国烟草科学,2:26 – 28

陈发炜,公维新. 1994. 烟草赤星病的发生规律及防治对策. 湖北植保,5:12 – 13

陈丽琼,尹芳,张无敌,等. 2004. 沼气发酵液对烟草赤星病的抑制研究. 可再生能源,3:22 – 24

陈伟群,张天宇. 1997. 长柄链格孢(*Alternaria longipes*)和链格孢(*A. alternata*)的 RAPD 分析. 中国烟草学报,3(3):30 – 35

董汉松,卜晓东,杨合同,等. 1993a. 培养条件对烟草赤星病菌产孢能力的影响. 山东科学,6(2):10 – 13

董汉松,初明光,杨合同,等. 1993e. 中国烟草赤星病菌致病力在地理上和品种中分化状况的研究. 山东科学,6(2):25 – 32

董汉松,曲建军,吕士恩,等. 1993d. 烟草赤星病菌孢子萌发和侵染条件的研究. 山东科学,6(2):33 – 38

董汉松,曲建军,王智发,等. 1993c. 烟草赤星病菌生长和产孢性状变异的研究. 山东科学,6(2):20 – 23

董汉松,王继伟,王智发. 1991. 烟叶煎汁培养基中烟叶用量对烟草赤星病菌生长和产孢能力的影响. 莱阳农学院学报,8(1):42 – 46

董汉松,王智发. 1989a. 烟草赤星病菌的不同菌株在 11 种培养基上的生长和产孢能力. 中国烟草,4:1 – 9

董汉松,王智发. 1989b. 烟草赤星病菌致病力测定方法的研究. 山东农业大学学报,20(4):1 – 8

董汉松,王智发. 1992. 烟草赤星病菌致病力分化与弱毒株抗性诱导作用的研究. 植物保护学报,19(1):87 – 90

董汉松,于建立,王智发. 1993b. 赤星菌弱毒株 TBA16 对烟草抗赤星病诱导作用条件的研究. 植物保护学报,20(2):129 – 134

董汉松. 1994. AT 毒素胁迫的再生烟草及后代对赤星病的抗性. 植物保护学报,21(4):321 – 326

董汉松. 1995. 植物诱导抗病性原理和研究. 北京:科学出版社

杜雷,张乐,高智谋,等. 2009. 安徽烟草赤星病菌生物学特性及致病力分化研究. 中国烟草学报,15

（1）:39 – 44

方敦煌,马永凯,孔光辉,等. 2000. 云南烟草赤星病菌致病力分化研究. 西南农业大学学报,22（1）:
42 – 44

方敦煌,宋春满,邓建华,等. 2009. 一种烟草赤星病菌保存的方法. 中华人民共和国国家知识产权
局发明专利. ZL 200910094547.1

方玉达,刘大钧. 2000. 转水稻几丁质酶基因烟草植株及其对烟草赤星病（Alternaria alternata）的抗
性. 南京农业大学学报,23（1）:5 – 9

方中达. 1998. 植病研究方法. 北京:中国农业出版社

高必达,陈捷. 2006. 生理植物病理学. 北京:科学出版社

郭永峰,付宪奎,哈君利. 1998b. 抗赤星病烟草及其研究利用. 中国烟草科学,1:30 – 33

郭永峰,朱贤朝,石金开,等. 1998a. 烟草对赤星病田间抗性的遗传研究. 中国烟草科学, 3:1 – 6

华致甫,袁美丽,高洁,等. 1994. 烟草种子带菌分析及种子处理. 中国烟草科学,4:40 – 42

黄秀犁. 2003. 微生物学. 北京:高等教育出版社

孔凡玉. 2002. 烟草赤星病的综合防治技术. 烟草科技,2:40 – 42

李长江,赵凤军,李剑,等. 1998. 试论烟草赤星病流行因素及综合防治措施. 农业与技术, 8;29

李立军,伊春生,王国良,等. 2004. 温度和保湿时间对赤星病叶斑扩展的影响. 东北农业大学学报,
35（3）:293 – 296

刘国胜,刘玉乐,李胜国,等. 1996. 病原细菌无毒基因 avrD 介导的抗赤星病转基因烟草. 植物病理
学报,26（2）:165 – 170

刘辉. 2009. 烟草赤星病菌角质酶的纯化、性质及在致病中的作用研究. 山东农业大学硕士论文

刘会合. 1998. 烟草赤星病的发生与防治措施. 农业科技通讯,5;26

刘学敏,常稳,李大壮. 2000. 烟草赤星病研究现状及存在问题. 东北农业大学学报,31（1）:80 – 85

刘学敏,李杰,李大壮,等. 2005. 烟草赤星病流行动态预测. 烟草科技,9;36 – 38,42

卢忠恩,黄玉,李虎林,等. 1998. 烟草赤星病不同菌株致病力差异的研究. 延边大学农学学报,20
（2）:105 – 110

罗红丽. 2000. 烟草赤星病菌（Alternaria alternata）AT-毒素的提取与毒性的生物测定. 河南农业大
学硕士论文

马长德,成巨龙,马英明,等. 1999. 影响烟草赤星病发生和流行的主要因子分析. 西南农业学报,8
（2）:42 – 44

马贵龙,高洁,张佳环,等. 1999. 烟草赤星病流行过程重要环节的定量研究. 沈阳农业大学学报,30
（3）:251 – 254

马贵龙,高洁,张佳环,等. 2001. 烟草赤星病菌孢子叶面附着动态的初步研究. 沈阳农业大学学报,

32(5):353 - 355

马贵龙,王丽,高洁,等. 2006. 烟草赤星病菌分生孢子产生条件的研究. 吉林农业大学学报,28(6):610 - 618

闵航,吴学昌. 2004. 微生物学. 浙江:浙江大学出版社

申荣艳,刘学敏,李杰,等. 2005. 烟草赤星病菌株毒力与繁殖代数的关系. 烟草科技,12:36 - 38

沈萍. 2000. 微生物学. 北京:高等教育出版社

谭荫初. 1997. 烟草赤星病的为害症状与药剂防治. 植保技术与推广;17(3):29 - 30

汤光忠,黄声仪,皮丕兰,等. 1997. 烟草赤星病发生规律与防治研究. 湖南农业大学学报,23(5):445 - 449

王革,方敦煌,马永凯,等. 2000. 云南省烟草赤星病菌致病力分化及生物防治研究. 中国烟草学报,6(4):31 - 37

王贵,张国良,崔海志,等. 1999. 烟草赤星病发生流行规律及药剂防治试验研究. 烟草科技,2:47 - 48

王江柱,董金皋,王玉真. 1995. 非寄主选择性植物病原真菌毒素致病机制研究现状. 河北农业大学学报,18(4):99 - 104

王元英,周健. 1995. 中美主要烟草品种亲源分析与烟草育种. 中国烟草学报,2(3):11 - 22

王智发,董汉松. 1991. 培养条件对烟草赤星病菌生长能力的影响. 山东农业大学学报,22(3):207 - 211

文景芝,单宝柱,杨建华,等. 1996. 马铃薯早疫链格孢菌(*Alternalia solani*)可诱导烟草对赤星病产生系统抗性. 马铃薯杂志,10(2):93 - 95

吴中心. 1993. 利用双层培养基筛选烟草抗赤星病突变体. 华北农学报,8(增刊):123 - 126

吴中心. 1995. 外源 DNA 导入转移烟草抗赤星病性状的研究. 河南农业大学学报,29(1):71 - 75

杨玉范,华致甫,马贵龙. 1994. 烟草赤星病菌[*Alternaria alternata*(Fr.)Keissler]的生长和孢子产生条件及寄主范围的研究. 吉林农业科学,4:55 - 59

易龙,肖崇刚. 2003. 重庆烟草赤星病菌致病力分化及培养性状研究. 西南农业学报,16(3):34 - 37

易龙,肖崇刚. 2008. 烟草赤星病菌菌种保存及致病性研究. 植物保护,34(1):92 - 95

于莉,李赤,李文建,等. 1994. 烟草赤星病菌生物学特性的研究. 吉林农业大学学报,16(2):31 - 35

张超冲,黄式玲. 1993. 烟草赤星病菌的生物学特征. 广西农业生物科学,12(2):33 - 40

张明厚,张敬荣,贾文香,等. 1998. 烟叶成熟衰老程度与对赤星病感病性的关系. 植物病理学报,28(1):49 - 54

张世才. 2009. 重庆烟草赤星病菌的致病力分化及遗传差异性研究. 西南大学硕士学位论文

章元寿. 1996. 植物病理生理学. 南京:江苏科学技术出版社

中华人民共和国国家标准. 2009. GB/T 23224 - 2008 烟草品种抗病性鉴定. 北京:中国标准出版社

朱生伟,徐仲,朱祥春,等. 1999b. 应用浸苗法导入外源 DNA 转化烤烟遗传性状变异的初步研究

烟草赤星病及其生物防治

（Ⅰ）. 东北农业大学学报,30(2):190-194

朱生伟,张寒霜,徐仲,等. 1999a. 应用浸种法导入外源 DNA 转化烤烟遗传性状变异的初步研究. 华北农学报,14(增刊):107-111

朱贤朝,王彦亭,王智发. 2002. 中国烟草病害. 北京:中国农业出版社:64-75

朱亚滨,方晓宇. 2004. 我国烟草病害及抗赤星病育种研究进展. 现代化农业,5:7-8

Alvarez M E, Pencil R I, Meijer P J,*et al*. 1998. Reactive oxygen intermediates mediate a systemic signal network in the establishment of plant immunity. Cell, 92:773-784

Annis S L, Goodwin P H. 1997. Recent advances in the molecular genetics of plant cell wall-degrading enzymes produced by plant pathogenic fungi. European Journal of Plant Pathology, 103:1-14

Bajar A, Podila G K, Kolattukudy P E. 1991. Identification of a fungal cutinase promoter that is inducible by a plant signal via a phosphorylated trans-acting factor. Proceedings of the National Academy of Sciences, 88:8208-8212

Chaplin J F, Graham T W. 1963. Brown Spot resistance in *Nicotiana tobacum*. Tobacco Science, 7:59-62

Chaplin J F. 1971. Registration of PD121 tobacco germplasm. Crop Sciences, 11:606

Cousins L. 1987. *Alternaria* a priority for Zimbabwe's researchers. World Tobacco, 98:44-46

Dean R A. 1997. Signal pathways and appressorium morphogenesis. Annual Review of Phytopathology, 35:211-234

Deising H, Nicholson RL, Haug M, *et al*. 1992. Adhesion pad formation and the involvement of cutinase and esterases in the attachment of uredospores to the host cuticle. Plant Cell, 4:1101-1111

Deising H, Werner S, Wernitz M. 2000. The role of fungal appressoria in plant infection. Microbes and Infection, 2:1631-1641

Dejong J C,McCormack, Smimoff N,*et al*. 1997. Glycerol generates turgor in dee blast. Nature, 389:244-245

Dilip M. 1987. Note on reaction of cigar wrapper tobacco germless to brown spot disease. Tobacco Research, 13 (1):69-70

Egmond V. 2000. *Fusarium solani* f. sp. *pisi* cutinase. Biochemistry, 82:1015-1021

Gonealves A M D,Aires-Barros M R,Cabral J M S. 2003. Interaction of an anionic surfactant with a recombinant cutinase from *Fusarium solani* f. sp. *pisi*: a spectroscopic study. Enzyme and Microbial Technology, 32:868-879

Hardham A J. 2001. Cell biology of fungal infection of plants, in The Mycota: Biology of the Fungal Cell (eds R. J. Howard and N. A. R. Gow)(Vol. Ⅲ). Springer. 91-124

Howlett B J. 2006. Secondary metabolite toxins and nutrition of plant pathogenic fungi. Current Opinion in Plant Biology, 9:371 – 375

Kuc J. 1988. Expression of latent mechanisms of resistance to blue mold and other disease in tobacco. In: Coresta Inf Bull, 9th Tob. Sci. Cong, 25 – 43

Lapham D F, Banket A. 1976. A new burley tobacco cultivar resistant to brown spot, wild fire, and tobacco mosaic virus. Tobacco Science, 20:117 – 120

Li A, Ashby M, Keith J. 2003. Molecular evidence that the extracellular cutinase Pbc 1 is required for pathogenicity of *Pyrenopeziza brassicae* on oilseed rape. Molecular Plant-Microbe Interactions, 16:545 – 552

Lloyd H. L. 1972. Therapeutic effect of kinetin on tobacco alternariosis. Nature, 240:94 – 96

Lovell J, Parker S, Hunter T, *et al*. 2003. Position of inoculum in the canopy affects the risk of septoria tritici blotch epidemics in winter wheat. Plant Pathology, 53:11 – 21

Lucas G B. 1971. *Alternaria alternata* (*Fries*) Keissler, the correct name for *A. tenus* and *A. longipes*. Tobacco Science, 15:37 – 42

Lucas G B. 1975. Disease of tobacco (3rd ed). Raleigh, N. C. BCA, 267 – 296

Macdonald O C, McCartney H A, 1987. Calculation of splash droplet trajectories. Agricultural and Forest. Meteorology, 39:95 – 110

Madden L V. 1992. Rainfall and the dispersal of fungal spores. Advances in Plant Pathology, 8:39 – 79

Main C E. 1972. Brown spot damage and flue-cured tobacco quality Ⅲ Alterations in physical characteristics and color of cured leaf in relation to disease severity. Tobacco Science, 16:26 – 31

Main C E. 1973. Brown spot damage and flue-cured tobacco quality Ⅳ A survey of chemical constituents related to disease severity and cultivar resistance. Tobacco Science, 17:19 – 23

Markham J, Hille J. 2001. Host-selective toxins as agents of cell death in plant-fungus interactions. Molecular Plant Pathology, 2:229 – 239

Mccartney H, Foster S, Fraaije B, *et al*. 2003. Molecular diagnostics for fungal plant pathogens. Pesticide Management Science, 59:129 – 142

Norse D. 1973. Some factors influencing spore germination and penetration of *Alternaria longipes*. Annals of Applied Biology, 74:297 – 306

Pascholati S F, Deising H, Leite B, *et al*. 1993. Cutinase and nonspecific esterase activities in the conidial mucilage of *Colletotrichum graminicola*. Physiological and Molecular Plant Pathology, 42:37 – 51

Paul P, El-Allaf S, Lipps P, *et al*. 2004. Rain splash dispersal of *Gibberella zeae* within wheat canopies in Ohio. Phytopathology, 94:1342 – 1349

Rawlinson C J, Sutton B C, Muthyalu G. 1978. Taxonomy and biology of *Pyrenopeziza brassicae* sp. nov. , a pathogen of winter oilseed rape. Transactions of British Mycological Society, 71:441 – 451

Rogers L M, Flaishman M A, Kolattukudy P E. 1994. Cutinase gene disruption in *Fusarium solani* f. sp. *pisi* decreases its virulence on pea. Plant Cell, 6:935 – 945

Shew H D, Lucas G B. 1990. Compendium of tobacco disease. APS, 10 – 12

Simmons E. G. 1981. *Alternaria* themes and variations. Mycotaxon, 13:16 – 34

Spurr H W. 1973. An efficient method for producing and studying tobacco brown spot disease in the laboratory. Tobacco Science, 17:145 – 148

Stavely J R, Main C E. 1970. Influence of temperature and other factors on initiation of tobacco brown spot. Phytopathology, 60:1591 – 1596

Stevenson R E, Pennypacker S P. 1988. Effect of radiation, temperature, and moisture on conidial germination of *Alternaria alternata*. Phytopathology, 78:931 – 934

Tsuge T. 2003. Studies on pathogenicity genes of *Alternaria alternata*. Journal of General Plant Pathology, 69:418 – 420

Tucker S L, Talbot N J. 2001. Surface attachment and pre-penetration stage development by plant pathogenic fungi. Annual Review of Phytopathology, 39:385 – 417

Tudzynski P, Sharon A. 2003. Fungal pathogenicity genes. Applied Mycology and Biotechnology, 1: 1 – 27

Ward E, Foster S, Fraaije A, *et al.* 2004. Plant pathogen diagnostics: immunological and nucleic acid-based approaches. Annals of Applied Biology, 145:1 – 16

Wessels J G H. 1994. Developmental regulation of fungal cell wall formation. Annal Review of Phytopathology, 32:413 – 437

Wolpert T, Dunkle L, Ciuffetti L. 2002. Host-selective toxins and avirulence determinants: what's in a name? Annual Review of Phytopathology, 40:251 – 285

第二章 烟草赤星病的生物防治基础

植物病害的生物防治是建立在现代植物病理学的理论和新技术应用的基础上。烟草赤星病的生物防治仅是植物病害生物防治中烟草病害防治的一个重要组成部分,也是烟草病害生物防治研究比较活跃的领域。本章主要介绍烟草赤星病的生防因子、烟草赤星病的生物防治机理、烟草赤星病病菌的研究方法及其拮抗微生物的筛选技术等生物防治基础知识。

第一节 烟草赤星病的生防因子

烟草赤星病的生防因子即是烟草赤星病的生防资源。目前,烟草赤星病的生防因子有生防微生物及其产生的代谢产物和植物源杀菌活性物质,其中生防微生物及其产生的代谢物质是最主要的生防因子。

一、生防微生物及其代谢产物

生防微生物及其代谢产物是烟草赤星病的生物防治最为重要的组成部分,也是烟草赤星病生物防治研究最多的领域,涉及生防真菌、生防细菌、生防放线菌。

(一)生防真菌

生防真菌中最具代表性的是木霉菌,特别是绿色木霉(*Trichoderma viride*),以及烟草赤星病病菌的弱毒菌株。

1. 木霉菌

木霉菌（*Trichoderma*）属于半知菌亚门（Deuteromycotina）的丝孢纲（Hyphomycetes），丝孢目（Hyphomycetales），黏孢菌类（Gloiosporae），广泛存在于土壤、根围、叶围、种子和球茎等生态环境中。

用作烟草赤星病生物防治的木霉菌 Tv-1 菌株为绿色木霉，菌落扩展速度快，速率为 0.68mm/h，初期平展，白色，菌丝稀疏，成熟的菌落暗绿色，背面无色。菌丝无色，具分隔，多分枝，直径 1.5～2.0 μm。分生孢子梗垂直对生分枝，有隔膜，直径 2.5～3.5μm，成簇，主干和每个侧枝的顶端都着生瓶梗，瓶梗呈瓶状或擀面棒状，轮状或假轮状着生于分生孢子梗上，每轮 3 个，偶尔也有单生或对生。分生孢子圆球形或卵圆形，直径 3.4～3.7μm（图 2-1）。

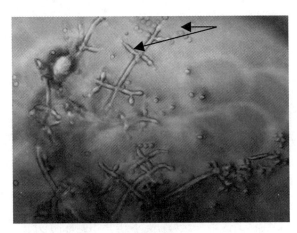

图 2-1　绿色木霉（*Trichoderma viride*）Tv-1 菌株的分生孢子梗及分生孢子（王革等 2000）

2. 病菌弱毒菌株

烟草赤星病病菌弱毒菌株在分类地位上与强毒菌株一样，是半知菌亚门（Deuteromycotina）的链格孢菌。

烟草赤星病病菌弱毒菌株 TBA 16 是董汉松等（1993b，1993d）从全国 11 个主产烟省的 29 个烟区 168 个病菌中通过致病力分化和诱导烟株抗病筛选获得的。该菌菌丝生长速度较快,产生分生孢子的能力强。

烟草赤星病病菌弱毒菌株 TBA 16 的作用机理一是识别导误,二是诱导烟草植株产生抗病性。在控制烟草赤星病的应用中可直接使用分生孢子液、分生孢子壁粉及其制剂。据报道,采用弱毒菌株分生孢子壁粉制剂控制烟草赤星病效果较好(梁元存 1998)。

3. 其他真菌

Turhan(1993)利用光学和扫描电子显微镜进行的研究表明,*Nectria inventa*、粉红黏帚霉(*Gliocladium roseum*)、链孢黏帚霉(*G. catenulatum*)、黏帚霉属真菌(*Clonostachys* spp.)、*Sesquicllium* spp.、变黑轮枝菌(*Verticillium nigrescens*)、青褐双聚散霉(*Dicyma olivacea*)、*Stachybotrys elegans*、*Myrothecium carmichaellii*、包围漆斑菌(*M. cinctum*)、露湿漆斑菌(*M. roridum*)、*M. tongaense*、疣孢漆斑菌(*M. verrucaria*)和内生盾壳霉(*Coniothyrium sporulosum*)能够寄生烟草赤星病病菌。

(二) 生防细菌

生防细菌中以芽孢杆菌、假单胞菌为主,尤其是芽孢杆菌。目前,停留在室内筛选、温室试验和小区试验阶段,未见大面多点示范应用的报道。

芽孢杆菌细胞直杆状,$(0.5 \sim 2.5) \times (1.2 \sim 10.0) \mu m$,成对或链状排列,端部圆形或方形。细胞染色大多数在幼龄培养时呈革兰氏阳性,以周生鞭毛运动。芽孢椭圆、卵圆、柱状、圆形,每个细胞产生一个芽孢。

芽孢杆菌是一群好氧或兼性厌氧、产芽孢、营腐生生活的 G^+ 杆菌的总称,其生理特征丰富多样,抗逆能力强,繁殖速度快,营养要求简单,易定殖在植物表面,分布极其广泛,是土壤和植物体表、根际的重要微生物种群。芽孢杆菌突出的特征是能产生耐热抗逆的芽孢,这有利于生防菌剂的生产、剂型加工及在环境中存活、定殖与繁殖。田间应用研究已经证实芽孢杆菌生防菌剂在稳定性、与化学农药的相容性和在不同植物不同年份防治效果的一致性等方面,明显优于非芽孢杆菌和真菌生防菌剂(Monica *et al.* 2001)。目前,生物防治烟草赤星病的主要种类有枯草芽孢杆菌(*Bacillus subtilis*)、多黏芽孢杆菌(*B. polymyxa*)等。

芽孢杆菌防治烟草赤星病主要是其产生多组分的抗菌环肽类活性物质,能够诱导烟草植株产生抗病性。

(三) 生防放线菌

生防放线菌主要是链霉菌,以利用代谢活性产物为主,如多抗霉素(Polyoxin)、多氧霉素(Polyoxin AL)已经商品化,用于大田烟草赤星病的防治。

多氧霉素是一种可可链霉素菌阿苏变种(*Streptomyces cacaoi* var. *asoensis*)产生的,多抗霉素是一种金色链霉菌(*Streptomyces aureus*)产生的抗生素,有两个组分与多氧霉素的两个组分相似。这 2 种抗生素可抑制了 N-乙酰氨基葡萄糖渗入几丁质,从而阻碍了真菌细胞壁几丁质的合成(Sasaki *et al.* 1968),能够防治稻纹枯病、梨黑胚病、烟草赤星病、蔬菜白粉病等多种真菌病害。

高浓度的多氧霉素或多抗霉素能抑制敏感真菌孢子的萌发,在较低浓度时,虽不能阻止孢子发芽,但能引起萌发芽管或菌丝尖端膨大,菌丝不能正常生长,病原菌不能向植物健康组织的侵入和蔓延。这种抗生素对动物无毒性,对植物无药害;具有抗生素组分多病原菌不容易产生抗药性的特性,但容易产生耐药性。

多抗霉素对烟草赤星病具有较好的防治效果,是烟草赤星病防治的推荐药剂,通常在烟草植株下部叶片零星发病时开始喷药,稀释 200 倍,每隔 7~10d 喷药一次,连续喷药 2~3 次,防治效果为 55.7%~91.8%,一般稳定在 70% 左右,但比常用的化学药剂菌核净的效果差一些。

二、植物源杀菌活性物质

植物源杀菌活性物质的研究与利用是生物防治的一个重要组成部分,是利用天然植物的杀菌活性物质。目前,用于防治烟草赤星病的植物源杀菌活性物质还处在实验室离体筛选水平。Shenol(1998)选择了 45 种植物的提取物进行试验发现 16 种植物提取物没有抗菌特性,而 29 种植物提取物在与马铃薯葡萄糖琼脂培养基的混合比为 1∶1 的浓度下,对烟草赤星病病菌径向生长有显著抑制作用,抑制率为 10% ~ 100% ,其中抑制率为 100% 的 4 种植物为:*Lawsonia intermis*、蜂巢草(*Leucas aspera*)、*Ocimun sanctam* 和黄花夹竹桃(*Thevetia peruviana*);在上述 2 种物质的混合比为 10∶1的浓度下,则只有黄花夹竹桃的抑制率为 100% 。

第二节　烟草赤星病的生物防治机理

烟草赤星病是烟草生产上危害最大的病害之一,植物病理学家对烟草赤星病的生物防治进行了大量的研究,取得了可喜的成绩,并对生防控病机理进行了探讨。一般认为生防作用机理包括:生防菌主要通过微生物之间对营养和位点的竞争及其产生的抗生素的拮抗作用,即直接作用达到生防效果;对寄主植物产生诱导抗病性,间接发挥生防作用。同其他病害的生物防治机理一样,烟草赤星病的生物防治机理主要也涉及以上两点。

一、直接作用

直接作用包括拮抗作用、竞争作用、重寄生作用。

1. 拮抗作用

拮抗作用是指生防菌能够产生对病原菌具有拮抗作用的物质,如几丁质酶、抗生素、细菌素等,能限制、控制或影响病原菌的生存活动,甚至杀死病原菌。

烟草赤星病拮抗菌的筛选研究多集中于芽孢杆菌属(*Bacillus*)和假单孢杆菌属(*Pseudomonas*),多数拮抗菌对病菌的控制是通过产生细菌素实现的(杨献营 2000)。烟草赤星病病菌的拮抗微生物菌体及其发酵液可抑制烟草赤星病病菌的生长,使菌丝生长畸形,甚至溶解,抑制分生孢子萌发,破坏细胞壁使原生质外泄。

芽孢杆菌对外界有害因子抵抗力强,广泛存在于自然界,在快速繁殖过程中,可以产生多种维生素、有机酸、氨基酸、蛋白酶(特别是碱性蛋白酶)、糖化酶、脂肪酶、淀粉酶,是生防菌筛选应用的重要方面。研究者在烟草赤星病生防菌筛选、应用、作用机制研究中,对芽孢杆菌这类生防因子进行了较多研究(方敦煌等 2006,杨水英等 2007,王智文等 2007,李安娜等2008)。研究认为,芽孢杆菌对烟草赤星病病菌的生防作用主要表现在抗生作用,菌体及其产生的代谢产物抑制了烟草赤星病菌菌丝的生长,菌丝原生质凝结;菌体培养液处理后的病菌产孢菌丝稀疏,分生孢子萌发少,产生的芽管比正常的宽大,顶端膨大、液泡化,不能发育成菌丝体;而未萌发的分生孢子孢壁破裂,原生质外溢。方敦煌等(2006)还发现芽孢杆菌的代谢产物更易作用于初生菌丝。

木霉菌(*Trichoderma* spp.)是世界上应用于植物病害生物防治中最多的微生物类群之一,木霉菌的拮抗机制被认为是空间和营养的竞争,以及重寄生作用(Sempere and Santamarina 2007)。它对病原真菌菌丝的侵染包括以下过程(鲁素云 1993):寄主菌丝分泌物吸引,使木霉菌的向化性生长;寄主被木霉菌寄生物所识别;木霉菌菌丝沿寄主菌丝平衡或缠绕生长,分泌细胞外酶,从接触点穿透寄主菌丝;寄主菌丝空化瓦解发生形态学变化。王革等(2000)发现与烟草赤星病病菌菌落交错处未接触木霉菌菌丝的病菌菌丝原生质浓缩、液泡化,菌丝消解断裂;同时还能分泌使病菌菌丝原生质浓缩、断裂和消解的物质。陶刚等(2004)实验证实,木霉菌可以产生几丁质酶抑制烟草赤星病病菌分生孢子的萌发和菌丝体的生长。

放线菌也是生物防治筛选的重要材料,菌体及其发酵液能抑制病原菌菌丝的生长(方敦煌等 2002,何莲等 2005)。荧光假单胞杆菌也是以产生抗生物质抑制病菌菌丝生长和分生孢子萌发(李洪林等 2008)。

2. 竞争作用

竞争作用又包括含空间、位点、营养等竞争作用。生防菌能优先占领一定的生存空间,使病原菌与植株间形成一个隔离带,使其不易侵入,生防菌和病原菌都属于异养生物。需要一定的营养赖以生存,如水分、氧气、养分等,生防菌可以通过营养竞争使病原菌丧失充足的营养进行生长从而受到限制。

纪丽莲(2005)从黄海岸芦竹中分离得到一株木霉菌属的内生真菌F 0238,培养皿内对峙培养结果表明,F 0238 对烟草赤星病病菌有较强的营养竞争作用,从而使病原菌受到明显的抑制。

3. 重寄生作用

人们通常称病菌的寄生物为重寄生物。植物病原细菌受病毒(噬菌体)和其他微生物的寄生,几乎每一种植物病原细菌都可以找到一种或几种类型的噬菌体,但目前利用噬菌体防治细菌病害的研究很少。

病原真菌可受细菌或真菌(如木霉菌)的寄生。王革等(2000)发现,木霉菌菌丝生长旺盛,可产生大量短绒状气生菌丝和分生孢子丛,越过菌落交界处直接在烟草赤星病病菌菌落上生长。光学显微镜下可见木霉菌菌丝附着、缠绕于烟草赤星病病菌菌丝上生长,使病菌菌丝原生质浓缩、液泡化、萎陷而最终分解;透射电镜观察结果表明木霉所附着、缠绕的烟草赤星病病菌菌丝体的细胞壁被其指状吸器穿透,并通过该吸器吸取菌丝体内含物。

二、诱导烟草产生抗性

植物诱导抗病性是植物受到外界的物理、化学或生物等因素侵袭时所产生的一种获得性抗性,抗性诱导使植物潜在的抗病基因表达为抗病表型,诱导抗性可分为局部抗性和系统抗性。植物诱导抗病性是植物获得的局部或系统免疫性,通常需要诱导因子的作用,诱导因子可以不必与病原物同时作用于植物也可诱导植物产生抗性。诱导抗性作为植物免疫体系的功能,具有非专化性、系统性和持久性以及无公害的特征,它的应用可达到多抗、高抗和保护环境等多种目标。

1. 植物的诱导抗病性

关于诱导抗病机制已知主要表现为植物在诱导因子作用下产生的一种可传导的"免疫信息"物质,这种物质的合成受基因控制,该基因平时是关闭的,在诱导因子的作用下才能活化,依赖多种防卫基因的诱导表达和产物的协调作用才得以实现。这种"免疫信息"物质可激发与抗性有关的酶的活性,同时激发植物产生植保素、特种蛋白等抗菌物质;或诱导产生木质素、凝集素等抑制病原菌的侵染(徐文联和曾艳 1996,董汉松等 1997)。

在寄主与病原物互作研究过程中,许多学者提出用过氧化物酶(peroxidase,POD)、多酚氧化酶(polyphenol oxidase,PPO)和苯丙氨酸解氨酶(phenylalanine ammonia-lyase,PAL)的活性作为植物抗病性的一项生理生化指标(王颖和景耀 1997)。POD 可参与植物许多生理活动,包括吲哚乙酸、酚类化合物的氧化和乙烯合成,抑制病原菌生长,消除对植物有毒的过氧化氢,保护了植物组织免受细胞损伤和坏死。植物在受到侵染时会积累莽草酸或乙酸途径合成的酚类化合物,酚被氧化成活性很高的醌,而醌对病原菌具有很高的毒性,能杀死病原菌。PPO 通过催化木质素及醌类化合物形成,构成保护性屏蔽而使细胞免受病菌的侵害,也可以通过形成醌类物质直接发挥抗病作用。PAL 是莽草酸途径的关键性酶,次生代谢物多来源于苯丙烷类代谢途径,其中 PAL 是重要的苯丙烷衍生物合成中的调节酶和限速酶,经过该酶催化的苯丙烷途径能够合成黄酮、异黄酮、香豆酸酯等植保素、木质素和酚类等次生物质(洪剑明等 1997),它的活性与这些化合物的合成密切相关。

病程相关蛋白(pathogenesis related proteins,PRP)是植物受到病原物或不同因子的刺激后胁迫产生的一类蛋白(王金生 1992)。几丁质酶(chitinase,CHT)和 β-1,3-葡聚糖酶(glucanase,GLU)被认为是真正的 PRP(洪剑明等 1997)。CHT 和 GLU 可以直接攻击病原物,特别对病原真菌,可以直接酶解其细胞壁,使其失去致病力。

植物早期的抗病反应之一是活性氧类物质(activated oxygen species,AOS)的释放,激发子可以诱导 AOS 在植株或细胞上释放。这一过程中水杨酸(salicylic acid,SA)被诱导合成发生在 H_2O_2 生成之后,但它在细胞上的受体却是过氧化氢酶,SA 能特异性地抑制该酶的活性,从而增加细胞内 H_2O_2 含量,这样 SA 不仅是 PRP 等基因表达的诱导信号,而且可能通过增加 AOS,从而反馈性地加强抗病信号的传导和 PRP 基因的表达(洪剑明等1997)。PRP 蛋白在健康植物中不存在或表现微弱,其可以诱导产生,迅速积累,在总蛋白电泳图谱上表现新的蛋白或强烈增加的蛋白带(杜良成和王钧 1990)。

2. 诱导烟草抗烟草赤星病病菌

董汉松等(1993a)提出,至少有 4 类因子可以诱导烟草对烟草赤星病的抗性,分别为烟草赤星病病菌弱毒株和 AT 毒素、非病原细菌、某些化学物质、某些病毒。

有研究表明抗性诱导不能增强烟草的抗烟草赤星病病菌侵入能力,而是增强了烟草对病菌致病性扩展的抵抗能力(董汉松等 1993c)。

(1)诱导后烟草生理生化和组织病理学变化

董汉松等(1994),文景芝等(1996)分别发现烟草赤星病病菌弱毒株的灭活分生孢子制剂、马铃薯早疫病菌茄链格菌对抗烟草赤星病的诱导作用。

杨献营(1996)研究了烟草赤星病病菌弱毒株诱导处理烟草后的生理生化及组织病理学变化情况。结果表明,烟草赤星病病菌弱毒株诱导处理后的叶片组织可溶性还原糖浓度下降,诱导再接种病菌后迅速上升;酚类物质的含量随抗性诱导效果的加强而增加;可溶性蛋白质除诱导后第3d增加外,其余时间均下降,同时组织内全氮增加。经电镜扫描及超薄切片观察发现,诱导处理后叶片表面病菌分生孢子萌发能力降低,分生孢子萌发后产生的菌丝呈堆积状,不扩展、不侵入或侵入少,气孔中有电子致密物质渗出,在分生孢子侵入位点,细胞壁变厚,细胞质浓缩,细胞内细胞器基本没有变化。

烟草赤星病病菌弱毒株TBA 16制备的激发子(elicitor)诱导处理烟草后,烟草体内的几丁质酶和β-1,3-葡聚糖酶对烟草赤星病病菌的菌落生长及分生孢子萌发都有抑制作用,对病菌分生孢子有明显的攻击作用;PAL、POD和PPO活性有不同程度的增加,病程相关蛋白也有积累(刘爱新等1999,梁元存等2000a)。

商明清等(2000)发现激发子诱导后烟草体内SA含量显著升高,且对烟草赤星病抗性的形成与SA的诱导积累在时序上是一致的,随SA含量的增加,抗性逐渐增强。表明SA可能是烟草抗烟草赤星病形成中的一种信号分子,它可在植株体内传导。

(2)接触识别导误

董汉松和刘爱新(1995)认为,微生物诱导烟草引起烟草赤星病病菌侵染前行为错误,共有7类,分别为:分生孢子萌发延迟;持续产孢;分生孢子、芽管不产粘连物质或产生量减少;芽管背离叶面生长;芽管顶端膨大,不能侵染或侵染能力降低;芽管在叶面生长但不侵染或侵染能力降低;芽管弯曲生长、顶部液泡化或原生质流空。

(3)分子研究

分子方面,病菌激发子诱导烟草后,可以引起与抗烟草赤星病相关基因表达的变化,使烟草产生对病原菌的抵抗活动。

梁元存等(2000b)用5种防卫基因的cDNA探针检测了5种基因的转录活性,PAL基因在NC 89中不能组成型表达,可被AT毒素诱导激活,但不受激发子诱导;病程相关蛋白PR-1a、查尔酮合成酶(chalcone synthase,

CHS)、脂氧合酶(lipoxygenase,LOX)基因在 NC 89 中表现为诱导转录或诱导后转录活性增强;这 4 种基因都能在抗病品系中组成型表达。几丁质酶基因在 NC 89 中组成型表达,但受诱导后在抗病品系中表达丧失。烟草基因组 DNA 的随机引物扩增(RAPD)测定表明,AT 毒素诱导了 DNA 结构的明显变化;与亲本 NC 89 相比,抗病品系的基因组 DNA 显示了明显的序列重排或核苷酸替换。

三、转基因

现代生物技术为烟草赤星病的防治提供了崭新的工具。烟草生物防治的一个重要方面就是利用烟草抗病品种或其他生物体内的抗病基因,将其转入烟草体内,从而对烟草赤星病产生抗性。

烟草赤星病的抗性材料净叶黄(吴中心 1995)、病原细菌丁香假单胞番茄致病变种(*Pseudomonas syringae* pv. *tomato*)(刘国胜等 1996)、水稻(方玉达和刘大钧 2000)、菜豆(蓝海燕等 2000)、隐地疫霉(*Phytophthora cryptogea*)(蒋冬花等 2002)等的基因都已成为抗烟草赤星病抗性基因的供体,并成功得到了一些抗烟草赤星病性状可稳定遗传的株系。

第三节　烟草赤星病病菌的拮抗微生物筛选技术

烟草赤星病拮抗微生物的筛选既有其特殊性,又有其共性,与植物真菌病害拮抗微生物的筛选有许多共同之处。通常拮抗微生物的筛选包括从不同生境中进行样品采集、微生物分离、活菌及其代谢物的室内拮抗检测、温室盆栽防病效果测定、田间小区和大田多点示范验证等环节。

一、样品采集

烟草赤星病潜在生防微生物样品的采集,主要来自于土壤,包括不同生态环境下的耕作土和非耕作土。此外,还有采集烟草植株的根、叶、茎等样品。

(一) 土壤样品的采集

采集的土样可以是耕地,通常采集较多的是种植烟草的土壤。对于烟草这种一年生大田作物,植株较小时,可按大五点或棋盘式多点选定代表性植株后,四周松土,再慢慢拔取植株,轻轻晃动,抖动去除大块土团,收集根上振落的土壤。植株较大时,同样多点选定代表性植株后,四周取点松土,挖根,截取须根,去大块土,收集从根上振落的土壤。其他的耕地土壤的采集同植烟土壤。

采集非耕作地时,通常采集原始森林土壤、保护区原始生态土壤,一般按照多点取样(不同地点、不同土层深度)混合的方法采集。采集时,铲去落叶层和表层土,取土钻钻入土壤 10～20cm,取出土柱,每点 3～5 个样,每份土样 50～100g,混合均匀。

无论是耕地,还是非耕地,采集的土样应没有大的颗粒,如较大的植物残体、石块等。每个土壤样品采集土壤 200～250g,装入无菌牛皮纸袋、自封塑料袋或铝盒中,待分离。

(二) 烟草样品的采集

采集根系、叶和茎样品具体方法如下所述。样品采集后通常装入自封塑料袋中,并做记录,再放置在低温采样箱中,当天带回实验室立即进行分离培养。

1. 根系的采集

烟草植株较小时,可按采土样法拔取植株,抖动去除大块土团和根上黏附的土壤,截取全部或部分根系。植株较大时,同样选定植株后,挖取侧根根段,同土样法抖去土壤,收集侧根和须根。

根系样品采集时,在一个取样地块至少5株,混合后并为一个样品,每个根系样品采集根系50~100g。

2. 叶和茎的采集

分离内生菌通常采集团棵前烟草植株的叶和茎。分离叶围微生物一般采集旺长期和成熟期植株上的叶片。

叶和茎样品采集时,同一地块取样至少5株,叶与叶或茎与茎混合后并为一个样品,每个叶或茎样品采集叶片5~10片或茎5~10条。

二、微生物分离

(一) 一般微生物的分离

自然界微生物种类繁多,大多数以混杂的状态栖居在各自不同的生态环境。烟草赤星病是一种叶面病害,有效地分离其潜在拮抗微生物应当从烟草叶围和体内进行分离。但考虑到叶围生态中烟草在自然发生的腐生微生物群体中很难筛选有效拮抗菌的事实(杨献营2000),还需要从根系、根际土壤等中分离。分离的微生物主要集中于细菌、放线菌。

1. 烟草根际细菌的分离

外根际细菌:称取烟根1g,用无菌剪刀剪成根段,在加有玻璃珠的20ml无菌的0.02mol/L磷酸缓冲液(pH 6.8)中,150r/min振荡30min后,取出悬浮液稀释10^4~10^6倍,取20μl涂于营养琼脂培养基(nutrient agar,NA)(牛肉浸膏3.0g,蛋白胨10.0g,葡萄糖10.0g,氯化钠5.0g,琼脂17.0~20.0g,蒸馏水1000ml,pH 7.2~7.4)平板。

根表细菌:去土的烟根用无菌水冲洗3次后,加入放有石英砂20ml无菌的0.02mol/L磷酸缓冲液(pH 6.8)中,加入0.5ml 1%吐温80(终浓度达到0.025%),150r/min振荡30min后,悬浮液稀释到10^2~10^4倍,取20μl涂于NA平板上。

根内细菌:用 0.1% 升汞表面消毒去土的烟根 2min,无菌水冲洗 3 次,在无菌研钵中加 5ml 无菌磷酸缓冲液研碎,悬浮液稀释到 $10 \sim 10^3$ 倍,取 20μl 涂于 NA 平板上。

所有分离的平板在 28℃ 培养箱中培养 2 ~ 4d,挑单菌落于 NA 斜面,28℃ 培养 2 ~ 3d 后,胶塞封口置于冰箱保存。

2. 烟草叶围细菌的分离

可通过水洗法获得,根据需要取叶片 5 ~ 10 张,在自来水下缓缓冲去浮土,晾干,用打孔器沿主叶脉间打取直径 1cm 的圆片,每叶 4 ~ 5 个圆片,将叶片置于盛有 100ml 无菌水的三角瓶内,振荡 20 ~ 30min,取水洗液进行分离。有些细菌难以从叶面洗下来,采用印迹法分离,即用无菌水冲洗叶圆片 3 次,多余的水分用灭菌滤纸吸干,再移到 NA 平板上,每平板 3 ~ 4 片,置于 25 ~ 30℃ 温箱培养。分离的平板同分离烟草根际细菌一样培养、保存。

3. 烟草内生细菌的分离

健康烟草叶、茎,冲洗净表面的浮土,截成 5 ~ 10cm 长,置于三角瓶中,流动自来水连续冲洗,洗去表面腐生物、再剪取 $0.5cm^2$ 的小块组织,在 95% 的乙醇中浸 0.5 ~ 1.0min,立即转入 3% 次氯酸钠消毒液浸 5min,再用无菌水洗 3 次,用印迹法检测表面消毒无菌的样品,在研钵中研磨,将组织汁液涂布于 NA 平板上分离、纯化,将获得的菌株编号、保存。

4. 土壤中细菌、放线菌的分离

土壤中栖居着种类繁多的微生物,是拮抗微生物生存、发育的良好场所。目前,从土壤中筛选烟草赤星病拮抗微生物主要是细菌和放线菌,其分离方法以土壤稀释法为主,分离寄生的木霉时可用埋土诱捕法。

土壤稀释平板法是分离土壤微生物的常用方法。其操作程序是:取过 2mm 筛后的风干土样 10g,加入 90ml 灭菌水的三角瓶中,再加约 10 粒灭菌的玻璃珠,振荡 20 ~ 30min 后,即制成 10 倍的土壤悬浮液。摇匀,吸 10ml 加入另一 90ml 灭菌水的三角瓶中振荡稀释,以此形成不同浓度的悬浮液。

为使每平板所含的菌数 50 ~ 150 个,常常需要选择一个适合的稀释倍数,放线菌一般为 10^3 ~ 10^5 倍、细菌为 10^5 ~ 10^6 倍。取合适稀释倍数的悬浮液 0.2 ~ 0.5ml 加入适当培养基平板的表面,再用加热灭菌的玻璃涂布棒涂抹均匀,或者直接取 0.2 ~ 0.5ml 土壤悬液与一定量的培养基(一般为 9 ~ 15ml)混合均匀后制成平板,于 25 ~ 30℃下培养 3 ~ 10d。根据不同微生物生长速度记载分离结果。表面涂抹土壤液的平板应当提前几天制备,涂抹后放在超净工作台上吹干表面水,以免菌落不清晰。分离一般细菌常用牛肉汁蛋白胨(NA),放线菌常用高氏一号(可溶性淀粉 20.00g,硝酸钾 1.00g,磷酸氢二钾 0.50g,硫酸镁 0.50g,氯化钠 0.50g,硫酸亚铁 0.01g,琼脂 17.00 ~ 20.00g,蒸馏水 1000ml,pH 7.2 ~ 7.4)。分离放线菌时,为抑制真菌和细菌,在分离时采用苯酚处理土壤稀释液,或将要分离的土样与 10% 的碳酸钙混合均匀,保湿培养一周后分离(方中达 1998),也可以在高氏一号培养基中加入 $50\mu g/ml$ 的高锰酸钾。

埋土诱捕法主要分离病原真菌的寄生微生物。通常将病菌,如病原菌的培养基、病原菌菌丝团或菌核等置于纱网或有孔的试管中,埋入土中,经过一定时间后,待拮抗微生物长出时,再在室内分离、纯化。该法可以有选择性地诱捕到所要检测的拮抗微生物,尤其是重寄生菌。

(二) 特定微生物的分离

特定微生物的分离,主要是针对目前用作生防微生物的芽孢杆菌、荧光假单菌和产生几丁质酶的细菌进行定向分离。一般对于这些微生物类群可从分离方法、培养基设计等措施入手来提高分离的效率。

1. 芽孢杆菌的分离

芽孢杆菌的分离就是利用芽孢杆菌的耐热性,将分离一般细菌的分离液采用 80℃水浴处理 10 ~ 20min,再涂布于 NA 平板,稀释倍数通常比一般细菌的高 10 ~ 100 倍。

2. 荧光假单胞菌的分离

荧光假单胞菌的分离就是利用荧光假单胞菌在紫外灯下产生荧光的特性,将分离一般细菌的分离液涂布于金氏 B 培养基平板(King's B Agar, KBA)(proteose peptone 20.0g,甘油 10.0ml,磷酸氢二钾 1.5g,硫酸镁 1.5g,水洗琼脂 17.0~20.0g,蒸馏水 1000ml,pH 7.2),分离的平板在 28℃培养箱中培养 2~3d 后,在紫外灯下标记产生荧光的单菌落,并纯化、保存。

3. 产生几丁质酶细菌的分离

产生几丁质酶细菌的分离就是利用细菌产生几丁质酶的特性,将分离一般细菌的分离液涂布于几丁质培养基(磷酸氢二钾 0.70g,磷酸二氢钾 0.50g,硫酸镁 0.50g,硫酸亚铁 0.01g,硫酸锌 0.01g,胶态几丁质 1.00~2.50g,琼脂 17.00~20.00g,蒸馏水 1000ml)平板,分离的平板在 28℃培养箱中培养 3~6d 后,长出的单菌落即是产生几丁质酶的细菌,纯化、保存(鲁素云 1993)。

三、活菌及其代谢物的室内拮抗检测

在拮抗菌株的筛选中,通常采用初筛和复筛的方法进行。初筛是一种定性的测定方法,主要检测有无拮抗作用,把一些无拮抗作用的菌株尽早淘汰。再在初筛的基础上,定量测定活性,一般至少设置 3 个重复,复筛获得拮抗活性强、遗传稳定的菌株。初筛、复筛拮抗菌的方法一般以体外抗菌活性测定为主,以平板上对靶标病原菌的抑制作用为筛选标准,如重寄生能力和抗生素产生的测定,可以快速、大批量地进行拮抗菌的筛选。

(一) 生防活性测定

拮抗菌活性测定常用平板对峙培养法,即选择适宜于拮抗菌生长、又适宜于靶标菌生长的培养基平板,待测的拮抗菌点接或划线接种在平板四周,靶标菌接种于平板中央,同步或异步共培养后,观察有无抑菌带或抑菌圈,菌落覆盖或消解等,并可借助显微镜观察两菌丝的相互影响,确定拮抗效果(图2-2)。

对于烟草赤星病病菌的拮抗细菌筛选,也可以采用病菌分生孢子涂布,取分生孢子悬浮液200μl均匀涂布于PDA平板。5点均匀点接待测细菌,26~28℃下培养2~4d,观察有无抑菌圈(方敦煌等2006)(图2-3)。

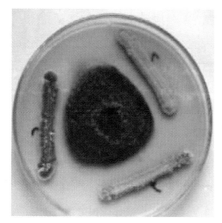 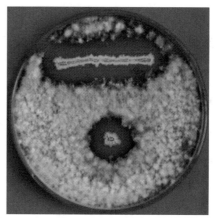

图2-2　烟草赤星病病菌菌丝块点　　图2-3　烟草赤星病病菌分生孢子涂布
接筛选拮抗放线菌　　　　　　筛选拮抗细菌

(二) 生防菌代谢物活性检测

为检测拮抗菌代谢物的活性,通常液体培养后,经离心或过滤除去活菌体,再检测滤液的抑菌活性。在操作过程中,可离心后,再采用细菌过滤器过滤,测无菌滤液活性。

1. 滤纸片法

可在培养皿内倒入带有病原菌孢子的培养基制成平板,也可以在倒好的平板上涂布病原菌的孢子或细胞,无菌风干表层水后,再将浸有不同浓度培养滤液的灭菌滤纸片移放到平板的四周,25~28℃温箱培养5~7d后,检测滤纸片周围抑菌圈的有无和大小。

2. 管碟法

如同滤纸片法,将滤纸片改换为不锈钢环,在每个不锈钢环内加入不同浓度的生防菌培养滤液,经培养后测量钢环周围的抑菌圈直径。也可用灭菌打孔器打孔,移去琼脂柱,用平板内的圆孔代替不锈钢环测定。

3. 孢子萌发试验

于无菌凹玻片上或 96 孔酶标板上,滴入混有测试病原物孢子液的生防菌培养滤液 0.1~0.2ml,密封保湿,在 25~28℃下培养 24h,与对照比较,检查孢子萌发及芽管情况。

4. 生长抑制观察

生长抑制观察适合检测拮抗菌产生挥发性的物质。方法是在制备好的培养基平板中央点接靶标菌,再在培养皿盖中心加入 5ml 适宜的培养基薄层,接入待测的拮抗菌,密封培养皿,倒置培养一周后,与只加同样不培养基薄层、而不接拮抗菌的空白对照比较,检查病原菌落的扩展和形态。

5. 离体叶片测定

将体外测定有活性的菌株经摇瓶发酵后的过滤液浸没生长一致、无病斑的待测植物叶片,取出阴干。用打孔器打取靶标菌菌丝块或用移液枪滴加孢子悬浮液或菌液,反贴于或正置于浸有发酵滤液的叶片上,以喷清水和化学农药的叶片分别空白对照和药剂对照。在保湿条件下适温培养,待空白对照叶片已发病适中时,调查处理叶片的病情,确定其药效,根据药效的高低取舍,进一步试验。

四、温室盆栽试验

温室盆栽试验是拮抗微生物筛选的一个重要环节,是连接离体拮抗筛选、防治效果测定和大田防治效果测定的纽带。盆栽试验一般是在温室可控环境下进行的,通常模拟病原物自然侵染过程对盆栽的作物进行人工接种,并仿照大田施药防治该病的方法施用菌剂。

盆栽试验时,一般将强致病力的病原物接种中度感病的作物品种,设不施用菌剂、接种病原物的对照,不施用菌剂和不接种病原物的对照,有时也设常用化学药剂、接种病原物的药剂对照。处理后创造合适的条件保证不施用菌剂、接种病原物的对照中度发病,评测防治效果,防病效果明显、稳定、不妨碍作物生长的可以进入田间小区试验。

烟草赤星病拮抗菌的盆栽试验,通常每盆栽 1 株烟,烟株中、下部叶片生理成熟时进行测定,病原物可用喷雾或棉球浸泡分生孢子液法接种,接种后维持相对湿度 70% 以上、温度 20～30℃,直到不施用菌剂、接种病原物的对照中度发病,就可记录测定防病效果。

五、田间小区试验与多点示范

田间的条件要比温室复杂而且多变,田间小区试验与多点示范的试验目的主要是确认待测拮抗菌的田间防治效果的可靠性及稳定性。小区试验要根据病害特点,选择在病害的发生地区或发病中心进行,试验地的自然条件、农业管理措施有代表性,设 3 次以上重复,设对照、保护行或隔离带,重点调查发病率、病情指数等。

多点示范一般不设多个处理和重复,是一种同田或同片地对比试验,只设处理和对照,面积相对较大,至少 1 亩以上,调查病情时相对简化。通常多点示范是在田间小区试验的基础上进行,是大田的小面积应用,能为大田的大面积应用的施用技术提供良好的前期基础。

(方敦煌 易 龙 董国菊 窦彦霞 编著)

参 考 文 献

董汉松,初明光,杨合同,等. 1993d. 中国烟草赤星病菌致病力在地理上和品种中分化状况的研究. 山东科学,6(2):25－32

董汉松,刘爱新,孙晓平,等. 1994. 赤星菌弱毒株孢子制剂 PCF1 对烟草赤星病的控病作用. 植物保护学报,21(30):255－260

烟草赤星病及其生物防治

董汉松,刘爱新. 1995. 接触识别导误与烟草抗赤星病诱导的关系. 微生物学报,35(3):166－172

董汉松,卢培秀. 1993c. 根据植物—病原物互作控制烟草赤星病的途径. 山东科学,6(2):1－9

董汉松,徐文联,赵立平. 1997. 植物抗病防卫基因及其顺式元件的利用. 高技术通讯,(6):49－53

董汉松,于建立,卜晓东,等. 1993a. 三类因子在烟草抗赤星病诱导中的作用. 山东科学,6(2):43－48

董汉松,于建立,王智发. 1993b. 赤星菌弱毒株 TBA16 对烟草抗赤星病诱导作用条件的研究. 植物
　保护学报,20(2):129－134

杜良成,王钧. 1990. 病原相关蛋白及其在植物抗病中的作用. 植物生理学通讯,4:1－6

方敦煌,王革,马永凯,等. 2002. 烟草赤星病菌拮抗微生物的筛选及其对病原的抑制作用. 西南农
　业学报,5(2):59－61

方敦煌,吴祖建,邓云龙,等. 2006. 防治烟草赤星病拮抗根际芽孢杆菌的筛选. 植物病理学报,36
　(6):555－561

方玉达,刘大钧. 2000. 转水稻几丁质酶基因烟草植株及其对烟草赤星病(*Alternaria alternata*)的抗
　性. 南京农业大学学报,23(1):5－9

方中达. 1998. 植病研究方法. 北京:中国农业出版社

何莲,彭曙光,杨小年,等. 2005. 烟草赤星病菌拮抗放线菌的筛选及其对病原菌的抑制作用. 植物
　病理学报,35(6):162－163

洪剑明,邱泽生,柴晓清. 1997. 植物的诱导抗病性. 植物学通报,14(2):23－29

纪丽莲. 2005. 芦竹内生真菌 F0238 对烟草赤星病菌的防治作用. 江苏农业科学,2:54－56

蒋冬花,郭泽建,郑重. 2002. 隐地蛋白(cryptogein)基因定点突变及其广谱抗病烟草转化植株的获
　得. 植物生理与分子生物学学报,28(5):399－406

蓝海燕,张丽华,王兰岚,等. 2000. 表达 β-1,3-葡聚糖酶及几丁质酶基因的转基因烟草及其抗真菌
　病的研究. 遗传学报,27(1):70－77

李安娜,金莹,逯鹏,等. 2008. 抗烟草赤星病芽孢杆菌 B102 菌株的筛选及抑菌作用. 烟草科技,2:
　57－59,64

李洪林,万秀清,颜培强,等. 2008. 荧光假单胞杆菌 G20-9 拮抗烟草赤星病菌研究. 烟草科技,4:56－59

梁元存,潘军,刘爱新,等. 2000b. 抗赤星病烟草的防卫基因的表达与基因组 DNA 的变化. 中国烟
　草科学,4:1－5

梁元存,商明清,刘爱新,等. 2000a. 病菌激发子诱导烟草抗赤星病的研究. 山东农业大学学报,1
　(1):8－10

梁元存. 1998. 烟草抗赤星诱导剂 SRS2 的田间应用. 植物保护学报,25(3):235－239

刘爱新,董汉松,梁元存,等. 1999. 烟草几丁酶 β-1,3-葡聚糖酶的抑菌作用. 微生物学通报,26
　(1):15－17

刘国胜,刘玉乐,李胜国,等. 1996. 病原细菌无毒基因 avrD 介导的抗赤星病转基因烟草. 植物病理学报,26(2):165 – 170

鲁素云. 1993. 植物病害生物防治学. 北京:农业大学出版社

商明清,梁元存,刘爱新,等. 2000. 激发子诱导烟草体内水杨酸变化及其与抗赤星病关系的初步研究. 植物病理学报,30(4):371

陶刚,刘杏忠,王革,等. 2004. 木霉几丁质酶对烟草赤星病菌的作用. 中国生物防治,20(4):252 – 255

王革,周晓罡,方敦煌,等. 2000. 木霉拮抗烟草赤星病菌菌株的筛选及其生防机制. 云南农业大学学报,5 (3):216 – 218

王金生. 1992. 寄主-病原物互作. 植物病理学报,22(4):289 – 293

王颖,景耀. 1997. 植物诱导抗病机理的研究进展. 西北林学院学报,12(3):52 – 57

王智文,刘训理,何亮,等. 2007. Cp-S316 菌株发酵培养基的优化及其对烟草赤星病菌的抑制作用. 农业环保科学学报,26(2):723 – 728

文景芝,单宝柱,杨建华,等. 1996. 马铃薯早疫链格孢菌(*Alternaria solani*)可诱导烟草对赤星病产生系统抗性. 马铃薯杂志,10(2):93 – 95

吴中心. 1995. 外源 DNA 导入转移烟草抗赤星病性状的研究. 河南农业大学学报,29(1):71 – 75

徐文联,曾艳. 1996. 植物诱导抗病基因工程. 生物学通报,31(1):18 – 20

杨水英,李振轮,青玲,等. 2007. 产几丁质酶内生细菌的筛选及对烟草赤星病菌的抑制作用. 河南农业科学,6:66 – 69

杨献营. 1996. 烟草抗赤星病诱导的生理生化学及组织病理学研究. 中国烟草,1:1 – 5

杨献营. 2000. 非病原细菌对烟草赤星病的生物抑制作用研究. 中国烟草科学,3:47 – 49

Monica L E, Elizabeth A D J, William E B J. 2001. Viability and stability of biological control agents on cotton and snap bean seeds. Pest Management Science, 57:695 – 706

Sasaki S, Ota N, Eguchi J, *et al.* 1968. Studies on Polyoxins, Antifungal Antibiotics. VIII. Mechanism of action on sheath blight of rice plant [in Japanese]. Annals of the Phytopathological Society of Japan, 34 (4):272 – 279

Sempere F, Santamarina M P. 2007. In vitro biocontrol analysis of *Alternaria alternata* (Fr.) Keissler under different environmental conditions. Mycopathologia, 163:183 – 190

Shenol M M. 1998. In vitro evaluation of botanicals for mycotoxic properties against *Alternaria alternata* causing brown spot disease of tobacco. Tobacco Research, 22(4):77 – 81

Turhan G. 1993. Mycoparasitism of *Alternaria alternata* by an additional eight fungi indicating the existence of further unknown candidates for biological control. Journal of Phytopathology, 138 (4):283 – 292

第三章　烟草赤星病的生物防治实践

烟草赤星病的生物防治主要集中在生防真菌、生防细菌、生防放线菌、病菌弱毒株的研究与利用上,烟草赤星病的生物防治实践也基本上在这四个方面开展,其中有一些优良菌株在菌剂生产上进行了大量的研发。

第一节　生防真菌防治烟草赤星病的研究与应用

生防真菌防治烟草赤星病的研究与应用主要集中在生防木霉菌。生防木霉菌的筛选可以采用诱捕法从土壤中直接筛选,也可以从收集的木霉菌菌株中筛选。为详细说明生防真菌防治烟草赤星病的方法,以研究较为系统的木霉菌菌株 Tv-1 举例,从木霉的分离、活性测定、离体、小区防治效果测定等细节(王革等 2000,方敦煌等 2005)阐述烟草赤星病生防真菌的研究与应用。

一、木霉菌的分离

木霉菌的获得采用诱捕法从土壤中分离,主要步骤包括制备诱饵和分离土样的制备、诱捕、分离等。

1. 诱饵的制备

在装有 15ml PDA 的培养皿(Φ9cm)中心接种烟草赤星病病菌的菌丝块(2mm×2mm),四周放置灭菌的尼龙网片数块(2cm×2cm),28℃培养 3d 后,尼龙网片上布满烟草赤星病菌病菌丝即可用诱饵。

2. 分离土样的制备

分离的土样通常在木霉菌生存的环境中采集,一般采集农作物和蔬菜的根际土、森林土等。土样风干后,过 2mm 的土样筛,再将各土样分别盛于灭菌培养皿内,加适量无菌水润湿。如筛选 Tv-1 时,供试土样共 10 个,分别采自白菜、蚕豆、豌豆、结球甘蓝、莴苣、松树、侧柏的根际。

3. 诱捕

选取布满菌丝的尼龙网片紧贴于已制备好的土样表面,每皿 3 块,每土样 2 皿。培养皿放于 25℃ 下,每天 12h 光照,诱捕 5d。

4. 木霉菌株的分离

将尼龙网片移到马丁洋菜培养基(葡萄糖 10.0g,蛋白胨 5.0g,磷酸二氢钾 1.0g,硫酸镁 0.5g,蒸馏水 1000ml,300μg/ml 孟加拉红,30μg/ml 链霉素)上,每皿 1 块,每土样 4 皿。再将尼龙网片周围长出的菌落分别挑出置于 PDA 平板上培养、纯化,所获得的菌株依照 Rifai(1969)和 Bissett(1991)修订的木霉菌属种群分类系统和标准鉴定。

二、活性测定

1. 对峙培养

将分离自不同地区的烟草赤星病病菌菌株和木霉菌菌株分别在 PDA 平板上(25℃)生长 3d 后,再对峙培养,即分别挑取新鲜培养的病菌菌丝块(大小约 4mm^2)放在 PDA 平板的一侧中间,同时在相对一侧的中间放置同样大小的木霉菌菌丝块,两者相距 1.5cm,每种病菌分别与木霉菌菌株配对。以单独接种木霉或各病原真菌的平板作为对照。每个处理重复 3 次,置于 25℃恒温培养箱内培养,逐日观察菌落的生长和木霉菌的抑制作用,连续观察 7 ~ 10d。如菌株 Tv-1 是通过对峙培养从 18 株绿色木霉菌菌株筛选获得的,该菌对 7 个烟草赤星病病菌均具极强拮抗作用,菌丝生长旺盛,可产生大量短绒状气生菌丝和分生孢子丛,越过菌落交界处直接在烟草赤星病病菌菌落上生长,逐渐将病菌消解(图 3-1)。

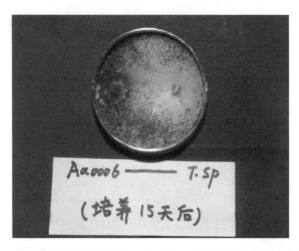

图 3-1　对峙培养 15d 后木霉菌（Tv-1）在烟草赤星病病菌菌落上生长、产孢

2. 寄生现象观察

将对峙培养 3d 后的木霉菌与病菌混合生长处的琼脂块置于光学显微镜下观察，并按常规方法制样后置于透射电镜下观察。

对木霉菌菌株 Tv-1 寄生烟草赤星病病菌而言，光学显微镜观察结果表明，木霉菌菌丝附着、缠绕于赤星病菌菌丝上生长，病菌菌丝原生质浓缩、液泡化、萎陷而最终分解（图 3-2、图 3-3），一些未与 Tv-1 菌株接触的病菌菌丝也会出现原生质浓缩、液泡化、菌丝消解断裂。

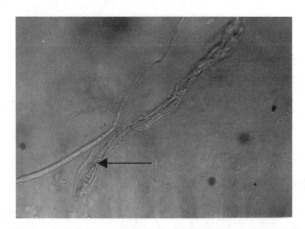

图 3-2　木霉菌（Tv-1）对烟草赤星病病菌菌丝的附着、缠绕

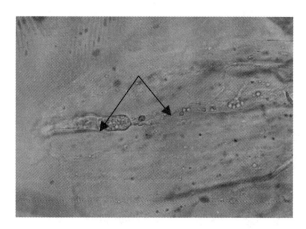

图 3-3 烟草赤星病病菌菌丝原生质浓缩、液泡化

透射电镜观察结果表明木霉菌菌株 Tv-1 所附着、缠绕的病菌菌丝体细胞壁被其指状吸器穿透,并通过该吸器吸取病菌菌丝体内含物生长(图 3-4)。

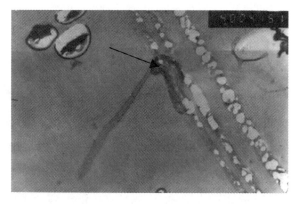

图 3-4 木霉菌(Tv-1)产生指状吸器伸入烟草赤星病病菌菌丝中吸取营养物质

三、离体防治效果测定

1. 木霉菌不同接种时期对烟草赤星病病菌的寄生效果测定

在洋葱表皮膜上,设置 3 个处理:①喷雾接种 $10^3 \sim 10^4$ 个/ml 的烟

草赤星病病菌分生孢子液 4h 后,再喷雾接种 $10^4 \sim 10^5$ 个/ml 的木霉菌分生孢子;②喷雾接种 $10^4 \sim 10^5$ 个/ml 的木霉菌分生孢子 4h 后,再喷雾接种 $10^3 \sim 10^4$ 个/ml 的烟草赤星病病菌分生孢子液;③$10^4 \sim 10^5$ 个/ml 的木霉菌分生孢子与 $10^3 \sim 10^4$ 个/ml 的烟草赤星病病菌分生孢子液混合液喷雾接种。喷雾接种时,至刚形成一层水膜为止。处理后的洋葱表皮膜置于内盛满 1% 葡萄糖液的 96 孔细胞培养板上,盖板,在 $26 \sim 28℃$ 下培养 16h、18h、22h,乳酚棉蓝染色,10×20 光学镜下随机取 5 个视野观察木霉菌与烟草赤星病病菌分生孢子萌发情况以及木霉菌对烟草赤星病病菌分生孢子的寄生情况,统计各自的萌发率及木霉菌对烟草赤星病病菌分生孢子的寄生率。

试验结果表明,当烟草赤星病病菌分生孢子先于木霉菌分生孢子接种时,可刺激木霉菌分生孢子萌发,寄生率明显提高;当木霉菌分生孢子先于烟草赤星病病菌分生孢子接种时,木霉菌寄生率较高,但烟草赤星病病菌分生孢子萌发率明显降低;当两者同时接种时,两者的分生孢子萌发率及木霉菌的寄生率均较高(表 3-1)。

2. 不同的木霉菌与烟草赤星病病菌分生孢子配比对病菌寄生效果测定

用 $10^4 \sim 10^5$ 个/ml 的木霉菌分生孢子与烟草赤星病病菌分生孢子($10^4 \sim 10^5$ 个/ml)分别按 100∶1、50∶1、10∶1、5∶1、1∶1 混合,喷雾接种于洋葱表皮膜至刚形成一层水膜时为止,洋葱表皮膜置于内盛满 1% 葡萄糖液的 96 孔细胞培养板上,盖上板在 $26 \sim 28℃$ 下萌发 16h、18h 后,乳酚棉蓝染色,10×20 光学镜下随机取 5 个视野镜检,观察木霉菌与烟草赤星病病菌分生孢子萌发情况及木霉菌对烟草赤星病病菌分生孢子的寄生情况,统计各自的萌发率及木霉菌对烟草赤星病病菌分生孢子的寄生率。

表 3-1 木霉菌不同接种时期对烟草赤星病病菌的寄生效果

培养时间		接种时间		
		先接病菌,4h 后接 Tv-1	先接 Tv-1,4h 后接病菌	两菌同时接种
16h	A	97	80	90
	B	64	42	48
	C	60.0	52.5	53.3
	D	48	56	51
	E	36	17	32
	F	75.0	30.4	62.7
	G	6	5	5
	H	16.7	29.4	15.6
18h	A	134	83	92
	B	93	44	53
	C	69.4	53.0	57.6
	D	33	61	33
	E	26	21	21
	F	78.8	34.4	63.6
	G	19	21	14
	H	73.1	85.7	66.7
22h	A	122	73	76
	B	96	49	49
	C	78.7	67.1	64.5
	D	48	51	37
	E	39	28	25
	F	81.3	74.5	67.6
	G	31	21	18
	H	79.5	54.9	72.0

注:A:Tv-1 分生孢子总数;B:Tv-1 分生孢子萌发;C:Tv-1 萌发率/% ;D:病菌分生孢子总数;E:病菌萌发数;F:病菌萌发率/% ;G:寄生数;H:寄生率/% 。

不同的木霉菌与烟草赤星病病菌分生孢子配比对病菌寄生效果表明,随着木霉菌与烟草赤星病病菌分生孢子配比的增加,寄生效果明显提高,但在18h 时分生孢子配比达到10:1后,即使配比增加,木霉菌的寄生率仍保持恒定(表 3-2),显微观察发现配比继续增加时,明显存在多个萌发的分生孢子寄生同一病菌菌丝的现象。从16h、18h的观察可以发现1∶1、5∶1时木霉菌的寄生率显著上升,提高近1倍,其主要原因有:①两菌菌丝处于旺盛生长期,接触频率显著增加;②病菌分生孢子萌发形成的菌丝可诱导木霉菌菌丝向病菌菌丝生长。

表3-2 不同的木霉菌与烟草赤星病病菌分生孢子配比对病菌寄生效果

培养时间		Tv-1∶烟草赤星病病菌				
		1∶1	5∶1	10∶1	50∶1	100∶1
16h	A	48	44	45	53	56
	B	31	32	39	41	38
	C	64.6	72.7	86.7	77.4	67.8
	D	20	10	33	36	6
	E	13	6	15	12	2
	F	65.0	60.0	45.5	33.3	33.3
	G	5	6	9	4	2
	H	41.7	46.1	60.0	66.7	100
18h	A	26	37	85	34	27
	B	26	35	80	27	21
	C	100	94.9	94.1	91.2	77.8
	D	8	29	15	12	8
	E	5	16	8	6	3
	F	62.5	55.2	53.3	50.0	37.5
	G	4	14	8	6	3
	H	80.0	87.5	100	100	100

注:同表3-1。

3. 不同的木霉菌与烟草赤星病病菌分生孢子配比对病害防治效果测定

采用离体叶片法(董汉松和王智发1989)。将烟草品种K326的健康离体烟叶(刚打顶时的中部叶片)用少量洗洁精液清洗后,置于1%次氯酸钠溶液中消毒2~3min,无菌水漂洗3次,叶片晾干后悬滴法接种按1∶1、5∶1、10∶1、50∶1、100∶1新配制的混匀的Tv-1分生孢子(3.5×10^5

个/ml）与烟草赤星病病菌分生孢子（2.0×10^5 个/ml）液，每配比重复 3 次，每片烟叶滴 10 滴，记号笔标记接种位点，并以 10^5 个/ml 的烟草赤星病病菌分生孢子液为 CK，再将接种的叶片置于灭菌水湿润的四层纱布上，27℃封膜保湿培养，7d 后进行病情指数调查，测定其防治效果。结果发现，随着木霉菌配比的增加，防治效果有所提高，当木霉菌与烟草赤星病病菌的分生孢子配比达 10∶1 时，防治效果显著提高，随后防治效果基本稳定（表 3-3）。

表 3-3 不同的木霉菌与烟草赤星病病菌分生孢子配比对病害防治效果

木霉菌与病菌分生孢子配比	病级及其相应的病级发病数						病情指数	绝对防治效果（平均值）/%
	0 级	1 级	2 级	3 级	4 级	5 级		
1∶1	1	3	5	1	0	0	32	21
	1	2	7	0	0	0	32	
	0	2	7	1	0	0	38	
5∶1	3	3	4	0	0	0	22	60
	6	3	1	0	0	0	10	
	3	4	3	0	0	0	20	
10∶1	8	1	1	0	0	0	6	91
	8	2	0	0	0	0	4	
	9	1	0	0	0	0	2	
50∶1	9	1	0	0	0	0	2	95
	10	0	0	0	0	0	0	
	8	2	0	0	0	0	4	
100∶1	10	0	0	0	0	0	0	98
	10	0	0	0	0	0	0	
	9	1	0	0	0	0	2	
CK	0	0	0	8	2	0	44	–
	0	0	0	9	1	0	42	
	0	0	0	8	2	0	44	

四、小区防治效果测定

1. 生防菌 Tv-1 对小区自然发病烟株的防治效果

生防菌 Tv-1 对小区自然发病烟株的防治效果测定,在云南省烟草农业科学研究院研和基地试验田中进行,共设 2 个处理。每个处理设 1 个小区,重复 4 次,小区随机排列,每小区种植烟草 200 株,中间、四周设保护行间隔。具体处理如下,处理 A:生防菌 Tv-1 分生孢子液(10⁶个/ml);处理 B:清水对照。两个处理均为液剂喷施,分 2 次施用,施用时间为摘除底脚叶后进入采烤期时。

病情调查在每次施用前后均应进行,即施用当天及施用后 7d、14d、21d 调查病情。调查时五点取样,定株定点调查,每次只需调查烟株底部往上数的 6 片叶。记载标准采用烟草赤星病病害调查的国家标准(GB/T 23222 – 2008)。统计病情指数,以病情指数增长计算防治效果。

生防菌 Tv-1 对小区自然发病烟株的防治效果测定结果(表3-4)表明,生防菌在不同时期施用的防治效果均达 75% 以上。

表3-4 生防菌 Tv-1 对小区自然发病烟株的防治效果测定结果/% [1]

调查次序	处理 [2]	
	A	B
1	0.01	0.02
2	0.05	0.21
第一次防治效果	78.9	0
2	0.05	0.21
3	0.12	0.63
第二次防治效果	83.3	0
4	5.20	9.70
5	6.25	14.15
第三次防治效果	76.4	0

注:①表中调查次序编号后的数据为四个重复的病情指数平均数。②处理 A 为 Tv-1 分生孢子液处理;处理 B 清水对照。

2. 生防菌 Tv-1 菌剂的同田对比试验

生防菌 Tv-1 菌剂制剂(木霉菌制剂)(1000 倍)、多抗霉素(600 倍)、菌核净(斯佩斯商标,40% 可湿性粉剂 500 倍),1 个清水空白对照,共 4 个处理,每处理面积 0.5 亩。各药剂在烟草赤星病发病初期的前 10d(或大田生产发现轻微症状出现时)即开始喷药,用工农 16 型背负式喷雾器,按试验设计浓度要求兑水混合均匀,在烟叶正反两面均匀喷雾,隔 7～10d 喷一次,一共 2 次。各处理分别调查烟草赤星病病情,在最后一次喷雾用药前一天或当天进行一次调查,最后一次用药 7d、14d 后各调查一次,共 3 次。调查按烟草病害调查国家标准(GB/T 23222-2008)执行。调查取样时,按五点取样,即每个小区五点定烟株取样 10 株作定点调查,以叶片为单位,分别分级调查记载指定叶位叶片的发病情况。计算病情指数和防治效果。

生防菌 Tv-1 菌剂的同田对比试验发现,供试木霉菌制剂、多抗霉素、菌核净 3 种药剂对烟草赤星病的防治效果存在较大的差异,菌核净的防治效果最好。从供试的木霉菌制剂、多抗霉素 2 种生物制剂可以看出,木霉菌制剂是一种极具开发前景的制剂(表 3-5),其防治效果与生产上推荐的多抗霉素相当,但比菌核净差。

表 3-5 供试药剂的同田对比试验结果

处理	病情基数	7d 后病情指数	病情指数增量	防治效果/%
菌核净	7.68	9.86	2.18	80.00
多抗霉素	7.71	11.16	3.45	68.35
木霉菌制剂	7.76	10.85	3.09	71.65
对照	7.89	18.79	10.90	——

第二节　生防细菌防治烟草赤星病的研究与利用

利用生防细菌来防治植物病害已成为国内外在生物防治研究中的一个热点,商品化的细菌杀菌剂在生物农药领域将占有越来越大的比重。细菌的生物学特性是分布广、繁殖速度快,繁殖力强,能代谢多种物质。生防细菌不仅在其生长发育过程中产生多种具有拮抗性或竞争性的代谢产物,通过直接或间接作用,达到阻碍或杀死病原菌的效果,而且这些细菌大多是从植物的根际和叶围等处分离得到的,对植物具有较好的亲和性,接种后易在植物上定植,生防效果持久稳定。研究表明,有许多细菌具有防治植物病害的能力,常见的有以下一些属:土壤杆菌属(*Agrobacterium*)、产碱菌属(*Alcaligenes*)、无定形孢囊菌属(*Amorphosporangium*)、节杆菌属(*Arthrobacter*)、固氮菌属(*Azotobacter*)、芽孢杆菌属(*Bacillus*)、肠杆菌属(*Enterobacter*)、欧文氏菌属(*Erwinia*)、黄杆菌属(*Flavobacterium*)、哈夫尼菌属(*Hafnia*)、小单孢菌属(*Micromonospora*)、假单孢菌属(*Pseudomonas*)、巴斯德氏菌属(*Pasturella*)、根瘤菌属(*Rhizobium*)、沙雷氏菌属(*Serratia*)等。

近年来,关于利用生防细菌防治烟草赤星病的研究也一直是大家关注的焦点,已筛选、鉴定出了一些生防菌株,如芽孢杆菌 B 102 菌株(李安娜等 2008)、枯草芽孢杆菌 Tpb 55 菌株(张成省等 2009)、多黏类芽孢杆菌 Cp-S 316菌株(王智文等 2007)、枯草芽孢杆菌 Ata 28(易龙等 2007a)、荧光假单胞杆菌 G 20-9(李洪林等 2008)、内生细菌 Itb 162(易龙和肖崇刚 2004a)等。

一、生防细菌的筛选

在生物防治中细菌以其产生的拮抗物质抑制病菌生长,或以其较强的竞争能力排斥病菌,达到防治病害的目的。其中产生拮抗物质抑制病菌是生防细菌最主要的作用机制。生防细菌的拮抗作用是通过分泌一种或多种拮抗物质,作用于病原菌的细胞壁、细胞膜、蛋白质合成系统、能量代谢系统、细胞分裂等,抑制或杀死病原菌。生防细菌产生的拮抗物质也是多种多样,不仅同一种细菌可以产生多种拮抗物质,而且一种拮抗物质也可以从多种细菌的代谢产物中检测到(王光华 2004)。

利用生防细菌在防治烟草赤星病方面的研究已经有很多报道,主要是从烟叶表面(Fravel and Spurr 1977,易龙等 2004a,张成省等 2005,罗坤等 2006)分离叶围细菌、从烟草根际(丁爱云等 1999,方敦煌等 2006,李安娜等 2008,唐圣华等 2008)分离根际细菌、从健康烟草的根茎叶(易龙和肖崇刚 2004b,马冠华等 2004,杨水英等 2007)分离内生细菌,再在平板上进行对峙培养,观察测定初步筛选产生明显抑菌圈的细菌,采用离体叶片防治效果、温室盆栽和小区防治效果测定进行进一步的筛选。由于考虑到叶围生态条件,通常也试验细菌代谢产物对烟草赤星病病菌的抑制作用,通过活菌及其活性代谢产物的共同作用,以期筛选更切合实际应用的生防细菌菌株。

以易龙和肖崇刚(2004b)筛选烟草赤星菌的叶围拮抗细菌为例,具体试验方法如下:

拮抗细菌的初筛:选择采集于涪陵、酉阳、武隆烟区健康烟草叶片,采用水洗法、印像法在 PDA 平板上分离培养,将获得的菌株用 Ata 开头进行编号,采用平板对峙培养法,用 4 种烟草赤星病菌菌株作初步拮抗测定,对 4 种烟草赤星病病菌菌株都具拮抗作用的细菌,再用致病力强的 Tbs 3 菌株在 26℃下培养 7d 后测量各拮抗菌抑菌带的宽度及观察各拮抗菌和病原菌抑菌带的长度、宽度。将有拮抗性的菌株转移 5 代以上,继续观察其的抑制作用,测定抑菌带宽度。

拮抗菌对离体叶片的防治效果测定:对烟草赤星病病菌不同致病力菌株有拮抗作用的菌株及无拮抗作用的菌株作离体叶片防治效果测定,待测菌株在 NA 平板上 26℃ 培养 72h 后,用无菌水制备浓度为 6×10^8 CFU/ml (colony-forming unit,CFU,菌落形成单位)悬浮液。①接种烟草赤星病病菌前喷施拮抗细菌:各菌株重复 3 次,每重复处理 3 张叶片,将各菌株制备好的悬浮液喷施烟草叶片,对照喷施无菌水,24h 后悬滴法接种烟草赤星病菌菌株 Ata 3 烟草赤星病菌分生孢子悬浮液(分生孢子含量为 2.5×10^5 个/ml),每叶接种 12 滴,每滴 25μl,接种后 26℃ 保湿培养 5d。②接种烟草赤星病病菌后喷施拮抗细菌:先接种烟草赤星病病菌 24h 后喷施拮抗菌,对照喷施无菌水,26℃ 保湿培养 5d。

拮抗细菌对温室盆栽烟草赤星病的防治效果:经过离体叶片测定,将效果较好的菌株进一步作温室盆栽实验,各菌株重复 3 次,每重复处理 5 株幼苗,24h 后接种烟草赤星病病菌分生孢子悬浮液,每株接种第 4~6 片真叶,每叶接种 12 滴,每滴 25μl,26℃ 保湿培养 5d。以上各处理的严重度按照张明厚等(1998)划分的分级标准进行,统计各菌株的叶片接种位点发病率、发病严重度和病情指数,结果用 SPSS 软件进行统计分析。

二、生防细菌的应用

生防细菌对烟草赤星病病菌的拮抗作用大多是基于离体条件下与病原菌的对峙培养或抑制病原分生孢子萌发实验而获得的,而在原位条件下生防细菌的作用效果及其应用在国内也已开始呈现良好态势。

中国农业科学院烟草研究所张成省等(2009)筛选到的 Tpb 55 菌株是从烟草叶面生境中分离获得的一株生防枯草芽孢杆菌,占有良好的生态位,因此在烟草叶斑类病害防治中有独特的优势。通过温室和田间定殖测定结果表明:Tpb 55 菌株在烟草叶表定殖菌量在接种后 3~8d 达较高水平且基本稳定,基本明确了 Tpb 55 在烟草叶表的定殖规律,对该菌株的生防应用具有一定的指导和借鉴意义。但是,为了在 Tpb 55 菌株使用中更有效地发挥其生防作用,还须加强定殖理论研究,探索该菌株定殖于叶面的微生态条件,深入了解各种环境因子对生防效果的影响,充分发挥防病潜力。

唐圣华等(2008)应用平板对峙方法从烟草根际土壤中分离到一株对烟草赤星病具有显著拮抗作用的细菌,经鉴定为枯草芽孢杆菌,定名为BS 06-1。田间试验证明该菌株对烟草赤星病具有显著的抑制效果。但实际应用过程中,菌株的发酵条件以及菌株的叶面定殖情况等还需要进行深入的研究。

西南大学植物保护学院易龙等(2007b)将内生细菌 Itbl 6、附生细菌Ata 28 及其混合菌液分不同实验因子进行防治烟草赤星病的效果测试,同时对烟草体内与抗性有关的苯丙氨酸解氨酶(PAL)、多酚氧化酶(PPO)、过氧化物酶(POD)活性的诱导情况及病程相关蛋白(PRP)的动态变化进行测定。结果表明,内生细菌和附生细菌及其混合菌液都能显著地抑制烟草赤星病,混合菌液处理效果最好。在诱导抗性试验中,经内生细菌和混合菌液处理,烟草体内 PAL、PPO、POD 活性均有不同程度的提高,病程相关蛋白也有量的积累,而附生细菌诱导作用不明显。试验结果表明内生细菌比附生细菌更易使烟草产生诱导抗性,其混合作用的诱导抗性主要来自于内生细菌。

目前,利用生防细菌防治烟草赤星病大多停留在实验室水平,实际推广应用中还存在一些问题,混合菌剂的研制对防止病原菌产生抗性具有重要作用,应是今后生防菌剂研制的重点。

第三节　生防放线菌防治烟草赤星病的研究与利用

放线菌是人们最早研究并应用到生产中的生防微生物,它是抗生素等一系列生物活性物质的重要生产者,目前所发现的两万余种微生物来源的代谢活性物质中,约一半是由放线菌产生的,而在获得实际应用的微生物代谢活性物质中,70% 以上来源于放线菌。因此,放线菌是开发抗生素和其他代谢活性次生代谢产物潜力最大的微生物资源。放线菌产生的代谢活性物质以抗生素为主,代表属有链霉菌属(*Streptomyces*)、诺卡氏菌属(*Nocardia*)、游动放线菌属(*Actinoplanes*)、小单孢菌属(*Micromonospora*)等,其中链霉菌属是放线菌中最占优势、数量最大、应用最广的一类(林壁润等1999)。迄今为止,关于放线菌的研究多数是围绕链霉菌展开的,绝大多数抗生素也是由链霉菌产生的。如我国发现的农用抗生素,无论大面积应用的,还是局部地区推广的,或者有较大应用潜力的,农用抗生素的产生菌均为链霉菌。目前,从放线菌中已经筛选到10多种有生防价值的链霉菌,这些种类在植物病害的防治中发挥了巨大的作用(Muntaola *et al.* 2000)。

我国利用生防放线菌进行烟草赤星病控制的研究报道很多,也大多数集中在链霉菌属(*Streptomyces*)上。目前已报道的有可可链霉菌(*S. cacaoi*)、金色链霉菌、球孢链霉菌(*S. globisporus*)、不吸水链霉菌(*S. ahygroscopicus*)、杀真菌链霉菌(*S. fungicidicus*)、弗氏链霉菌(*S. fradiae*)、细黄链霉菌(*S. microflavus*)、马来西亚链霉菌(*S. malaysiensis*)、公牛链霉菌(*S. tauricus*)、藤黄灰链霉菌(*S. flavus*)等(唐伟等2004)。也有稀有放线菌,如橘色糖丝菌(*Saccharothrix tangerinus*)XA-1对烟草赤星病病菌具有一定的抑制作用的报道(徐婧等2009)。

利用生防放线菌进行烟草赤星病控制的应用研究主要包括拮抗放线菌和农用抗生素的筛选及利用(高芬和吴元华2008)。

一、拮抗放线菌和农用抗生素的筛选

国内众多学者针对烟草赤星病筛选了大量的生防放线菌和抗生素,筛选到一些活体拮抗物和一些新的农用抗生素及活性代谢物等,在前期研究中均表现出了良好的抑菌效果,在室内和温室试验中可有效防治烟草赤星病,具有较大的开发潜力。但大多数生防手段和制剂的开发依然处于试验探索阶段,亟待研究者加大研发力度,尽早投放市场。

烟草赤星病病菌拮抗放线菌可以从土壤中采用稀释平板法进行分离

（方敦煌等 2002，刘秋等 2004，何莲等 2005，王清海等 2006，朱孟沼 2007，展丽然等 2008，李晶 2008，余淑英等 2009，徐婧等 2009），也可以直接利用收集的放线菌菌株（丁立孝和方善康 1996，曾莉等 2006），烟草赤星病病菌拮抗放线菌的筛选，可利用孢子萌发试验初步筛选，对烟草赤星病病菌分生孢子萌发有明显抑制作用的放线菌发酵液提取物（曾莉等 2006），还可以平板对峙初步筛选（方敦煌等 2002，展丽然等 2008，余淑英等 2009），或者通过离体烟叶平皿培养测定法进行初选（丁立孝和方善康 1996），获得离体条件下对烟草赤星病病菌拮抗活性较高的菌株，再对初步筛选的菌株进行温室盆栽试验和小区防治效果测定。

　　以丁立孝和方善康（1996）防治烟草赤星病农用抗生素筛选模型的研究举例说明拮抗放线菌的筛选：

　　平板拮抗测定法：琼脂块培养和发酵液管碟培养，在 28℃ 条件下保湿培养 48h 后测定抑菌圈半径，重复 3 次。

　　离体烟叶平皿培养测定法：待测放线菌在产抗生素培养基上培养 3 ~ 4d 后，制备抗生素粗提取液。取苗龄为 8 ~ 9 叶期的烟草品种 G 140 幼苗的第 5 ~ 8 片真叶，切成 2cm × 2cm 的小块，75% 酒精表面消毒，无菌水冲洗 3 次，备用。1% 灭菌葡萄糖溶液配制 10^5 ~ 10^6 个/ml 的烟草赤星病病菌分生孢子悬液，悬滴法接种表面消毒的小叶块，另一面喷抗生素粗提取液，以产抗生素培养液为对照，在 28℃ 条件下保湿培养 96h，每个处理重复 3 次，测量烟叶上的病斑大小，计算防治效果。

　　温室盆栽植株测定法：用 1% 灭菌葡萄糖溶液制备 10^5 ~ 10^6 个/ml 的分生孢子悬浮液，悬滴法接种 8 ~ 9 叶期 G 140 幼苗的中部烟叶，每个叶片接种 8 滴，保湿 64h 后，每棵烟株喷施抗生素发酵液 15ml，对照喷施无菌水，每个处理重复 3 次。10d 后，检查发病情况，并计算防治效果。

　　初筛菌株盆栽防治效果测定：选取 8 ~ 9 叶期长势一致的 G 140 幼苗，进行如下 2 种处理，①处理同温室盆栽植株测定法，10d 后测量病斑大小，并计算防治效果；②整个烟株先喷抗生素发酵液 15ml，48h 后用悬滴法接种烟草赤星病病菌,保湿 64h,10d 后测定病斑数,根据位点发病率来计算防治效果。以上 2 种处理分别喷施无菌水的烟株作为对照。每个处理重复 3 次。

抗生素的筛选是在获得拮抗活性较高的放线菌菌株的基础上开展的,通常通过菌株的液体发酵、粗提、精制、提纯、测定结构、试验抑菌有效浓度等步骤进行(俞俊棠 2002)。

放线菌的代谢产物除了抗生素外,还有酶、有机酸、甾体化合物、维生素、核苷酸以及酶抑制剂等。放线菌可以分泌多种胞外水解酶,主要包括:几丁质酶、葡聚糖酶、淀粉酶、纤维素酶、半纤维素酶、酯酶和核酸酶等。据报道,7% 的放线菌都可以产生几丁质酶 β-1,3-葡聚糖酶等溶菌酶。

二、农用抗生素的应用

近 10 年来,我国研究发现的农用抗生素新品种不断增加,如广东农科院植保所报道的万隆霉素、西北农林科技大学报道的瑞拉霉素和秦岭霉素、浙江农科院微生物所报道的抑霉菌素、上海农药研究所报道的金核霉素和磷氮霉素、江西农业大学报道的梅岭霉素、中国医学科学院生物技术研究所报道的波拉霉素等。但是,生产上用于防治烟草赤星病的农用抗生素,除日本的多氧霉素和我国的多抗霉素外,目前还未见有新的能大面积应用的产品报道,只有一些室内、温室的筛选研究。

目前防治烟草赤星病的农用抗生素首推日本的多氧霉素和我国的多抗霉素,两者均可用英文 dolyoxin 表示,是同分异构体,主要组分存在差异。多氧霉素,商品名宝丽安,是日本的科研人员 1965 年从土壤中分离得到的一株可可链霉菌阿苏变种产生的广谱性核苷类农用抗生素,由日本科研制药株式会社独家生产。多氧霉素由 A、B、C、D、E、F、G、H、I、J、K、L、M、N 等 14 种异构体组成,以其高效体 B 组分为主要成分。多氧霉素具有独特的作用机理,能有效地抑制真菌细胞壁的骨架组分——几丁质的合成,具有较好的内吸传导作用。自 20 世纪 90 年代初作为防治苹果斑点落叶病的特效药剂而被引入中国,尤其是在胶东半岛的苹果应用上获得了巨大的成功,其后又相继应用于烟草赤星病、番茄叶霉病及黄瓜灰霉病等病害的防治,近几年国家烟草总公司在全国烟草十三个大田协作网中,一直把多氧霉素作为其他药剂防治烟草赤星病效果试验的对照药剂。

多抗霉素水剂即是科生霉素,是我国本土自行分离出的一株金色链霉菌的变种产生的抗生素,主要成分为 Polyoxin L 和 M 的同系物与添加物的混合物。从 2000 年连续六年被中国烟叶生产购销公司指定为防治烟草赤星病的专用农药之一。在中科院和沈阳农业大学专家的指导下,于 2003 年又率先在国内外实现巨大突破,即开发出目前多抗霉素水剂中含量最高的制剂——3.5% 多抗霉素水剂。其防病机理是:抑制病原真菌的细胞壁(几丁质)的生物合成,使病原分生孢子的芽管和菌丝体顶端异常膨大,难以侵染植物组织,同时使病原菌因分生孢子菌丝畸形和新的细胞壁不能形成而致死,从而达到治病的目的。

王新民等(1994)研究表明科生霉素可显著抑制烟草赤星病菌分生孢子萌发,使其丧失萌发能力或产生畸形芽管,并能抑制菌丝生长,早期预防可延迟烟草赤星病发病 10d 左右,病害发生后可有效控制病斑扩展和新病斑的形成,稀释 200 倍以内施用 3 次,防治效果达 70% 以上。

方敦煌等(2002)分离筛选的拮抗球孢链霉菌 AM 6 发酵液稀释 100 倍,采用离体叶片悬滴法测定发现其防治效果达 100%,2002 年在云南省通海县进行了防治烟草赤星病田间试验,田间防治效果可达 81.3%,比化学药剂菌核净(88.96%)稍差,明显优于多氧霉素(67.30%),对烟草无明显药害。因此,在生产上具有较好的应用前景。但由于产生菌为放线菌,其发酵过程比较长、精制成本较高,产品质量不易控制,在近 3 年多点的试验示范中发现防治效果不很稳定,平均防治效果比防治烟草赤星病的常用化学药剂菌核净低 5%。因此,仍需要筛选效价更高的放线菌菌株、寻求经济的发酵制备途径(储慧清等 2004)。

由沈阳农业大学植物病毒研究室开发的具有自主知识产权的一种新型、高效、低毒的胞嘧啶核苷肽类抗病毒农用抗生素——嘧肽霉素（4%嘧肽霉素水剂农药登记证：LS 20011552），产生菌为不吸水链霉菌辽宁变种（*Streptomyces ahygroscopicus* var. *liaoningensis*），生产中应用防治植物病毒病已取得了良好的防治效果。在多年的生产使用中发现嘧肽霉素对烟草赤星病具有很好的田间防治效果，进一步展开了嘧肽霉素防治烟草赤星病的田间试验和抑菌机理等方面的研究（宋影等2009，白建保等2007），田间试验表明4%嘧肽霉素100倍稀释液对烟草赤星病的防治效果达到80.09%，与对照药剂70%甲基托布津600倍稀释液和0.3%科生霉素300倍稀释液防治效果相当。抑菌机理表明4%嘧肽霉素500倍稀释对烟草赤星病病菌具有很强的抑制效果，对病原菌分生孢子萌发和形成、菌丝的生长和形态均有很明显的抑制作用；当稀释500倍时，对病原菌分生孢子萌发抑制率达到99%，对病原菌分生孢子形成抑制率在96%以上，处理48 h后对菌丝生长抑制率达到84.6%，经药液处理后菌丝出现断裂、畸形、原生质外渗，菌丝形态完全被破坏。因此，嘧肽霉素作为抗病毒农药的同时也应该是一个非常有前途的抗真菌类农用抗生素，具有对作物安全性好、对环境无污染及无残留等优点。

第四节　烟草赤星病病菌弱毒株防治烟草赤星病的研究与利用

一、病菌弱毒株的筛选

植物诱导抗病性虽在诱导因子种类上是非专化性的，但某种植物对某种病害的诱导抗性常有不同的诱导因子种类，不同诱导因子的诱导效果也不尽相同（董汉松和王智发1992）。筛选有效的诱导因子是研究诱导抗性机制及利用途径的第一步。首先采集病样并进行鉴定。将该菌株在PDA

平板上培养测定菌落生长、产孢能力,在每个平板上点 6 个菌株的菌丝块,按照生长情况和产孢能力分为强、中、弱 3 类。温室盆栽烤烟幼苗,待长到 7~9 叶期时,用各菌株分生孢子悬液悬滴接种第 3、4 片真叶,每菌株接种 4 株烟苗,诱发病害后计测病级,病级为 1 以下记为弱致病力菌株,即为弱毒株(董汉松和王智发 1989)。

二、病菌弱毒株的防病机理

1. 互作导误

烟草赤星病病菌属于直接侵入寄主的真菌。这类真菌侵入前要与寄主表面发生 5 种互作反应:①由寄主向化性信号诱导的芽管萌发和生长;②芽管或菌丝对寄主的吸附;③芽管的定向生长;④附着胞的形成;⑤从特定部位侵入寄主(董汉松 1993,Wynn 1981)。这一过程由特定机制控制,例如菜豆单胞锈菌(*Uromyces phaseoli*)分生孢子萌发后的芽管由寄主表皮细胞角质层的脊状突起的向触信号引导而向气孔位置生长,到达气孔伴胞时停止生长并开始形成附着胞,气孔分泌物和气孔伴胞的柔软结构刺激和启动附着胞的形成(董汉松 1993)。来自寄主,其他生物及物理、化学的因素一旦对这种机制产生干扰或抑制,就会发生"互作导误"。导误的原因有时有多种并相互影响,例如:叶面微生物对病菌的制约作用既可以引起芽管行为的变化,也可以干扰寄主—病菌在组织和细胞水平上的互作(Spurr 1977),落在叶表面的花粉也有这种作用(Lucas 1975)。碳素营养过多和叶面 100% 湿度条件超过 12h,可以导致芽管无限制生长而不侵入寄主。这些都可以在一定时间内降低侵染概率和寄主发病程度(Lucas 1975),但很难设想在烟草整个生长期这种条件会持续地维持或由人工施加而持续维持。导误的利用在 3 种机制上显示出很大的潜力:①诱导抗性引起的病菌侵入前行为的改变。②可以表现吸附抑制作用的因子的利用。病菌分生孢子细胞壁与寄主表面的联结对完成互作的必要性是其基础(Daly

1984），病菌弱毒株热杀死的分生孢子和细胞破碎物喷洒到烟叶表面后能明显降低烟草赤星病在人工接种和大田条件下的发生程度，在烟草不同生长期使病害减轻20%~70%；接种的病菌强毒株分生孢子对叶面的吸附能力降低，易被水冲洗掉。对这种起吸附抑制作用的细胞壁成分有必要作定性研究，它的提取物或结构类似物可以单独使用，也可用作灭活分生孢子吸附抑制的增强剂使用，这在其他病害控制中已有尝试（Wynn 1981）。③叶面微生物作为互作导误因子的利用。烟草叶面存在两类无致病作用的微生物，一类是病菌的非致病力菌株，分生孢子萌发后的芽管可在寄主叶面附着并生长，芽管表面还可联结不同类型的非病原细菌，在田间试验中可以明显抑制致病性菌株芽管的生长，使发病程度降低60%（Spurr 1977）。另一类是非病原微生物，早些时候的研究表明烟叶表面和组织内存在18种这类微生物，研究者只注意到它们的潜在危害（Spurr and Welty 1972），通过种群强化用于病害控制的可能和途径仍需研究。把根际或土壤非病原菌引入叶面的尝试显示出一定的防病效果，但作用大小取决于它们对叶面环境的适应性和叶面定殖能力；这类非病原菌在室内接种中有明显（40%~60%）的防病效果（董汉松等1993a），但在田间试验中因烟区条件而变。它们直接参与寄主—病菌互作，作为病害控制手段的效果也就取决于它们对这种互作体系的适应能力（董汉松等1990）。

2. 诱导抗性

植物诱导抗病性泛指用各种手段刺激植物产生抗性（表型）而减轻发病的现象。诱导因子在种类上极为广泛，包括不同的微生物、化学物质和物理刺激方法（董汉松等1993a）。从互作机制的层次看，它是通过改变互作的基因关系实现的：抗性诱导使植物潜在的抗病基因表达为抗病表型（Tuzun *et al.* 1992）。

至少有4类因子可以诱导烟草对烟草赤星病的抗性：病原菌弱毒株（董汉松和王智发1992）和AT毒素（董汉松和王智发1992）、非病原细菌、某些化学物质(董汉松等 1993a)及某些病毒。在利用诱导抗性控制植物病害的 5 条途径(董汉松 1992)中,可从 3 个层次上研究它对烟草赤星病的控制作用和应用技术。①在群体互作层次上:弱毒株作为诱导因子通过直接参与互作起作用,它们在抗病性强的品种群体中和不适应病害流行的环境条件下不成为引起发病的病菌种群(董汉松等 1993b),在种群强化和提前接触烟草叶面的情况(可由人工增殖和喷洒)下,它们诱导烟草对烟草赤星病系统抗性的能力(董汉松等 1992),叶面喷洒作为诱导处理手段的有效性(董汉松和王智发 1992),可在田间植株上产生系统性诱导抗性相加的效应。菌株致病力的稳定性是一个关键,在人工接种条件下,弱毒株的致病力并不因重复接种(连续 12 代)所加强,可以预测它们在田间寄主群体上致病力变强需较长时间(甚至不发生变化),但真正应用时必须在控制传播的条件下验证这种可能性。②在细胞和组织水平上:除毒素作为诱导因子的胁迫选择途径外,另一种作法是通过细胞和组织培养过程中无性系变异对诱导抗性可能产生的稳定化影响(董汉松等 1991),把诱导抗性转移给再生植株,这一途径的作用取决于再生植株种子保持诱导抗性和后代植株表达诱导抗性的能力,在理论上是一种探索,在应用中也有少数成功的例子。③在基因水平上:诱导处理导致"潜在的"抗病基因去阻遏或被活化(如诱导刺激使它的启动子序列表达),把这种能够表达的诱导抗性基因序列进行分离、组装并转化其他性状好但不抗病的品种,是首先可以设想的一条基因工程途径(Kuc 1988)。但目前只是定性抗性诱导的基因产物。即 PRP,并通过体外合成从 mRNA 到 cDNA 鉴定诱导抗性的控制基因。由此引导的基因工程途径的研究不是着眼于植物,而是着眼于微生物,特别是细菌:已定性的 PR 蛋白质主要是几丁质酶和 β-1,3-葡聚糖酶(Pan *et al.* 1991),从细菌中分离和克隆它们的编码基因并转化植物是转基因育种的一条有效途径(Metraux *et al.* 1989)。

三、病菌弱毒株防病的利用

1. 直接利用病菌病弱毒株

烟草赤星病病菌弱毒株并不会引起寄主接种部位的明显坏死,但可穿过叶片在接种点在接种点背面生长(董汉松和王智发1989),通过叶面喷洒和悬滴诱导能够诱发寄主产生抗性而达到"免疫"的程度。诱导抗性的强弱取决于植物诱导抗性基因的表达程度,诱导刺激的作用是使这种基因活化为"敏感状态",当植物受病原物侵染时,"敏感状态"的基因即表达为抗病性(Key and Kosuge 1985)。诱导抗性有诱导期、最大期和持续期等3个时间参数,很少是植物终身性的(董汉松1992)。如果温度、光照等条件不适宜,诱导抗性基因就会关闭(张元恩1987)。已有研究表明温度是影响弱毒株对烟草抗烟草赤星病诱导作用的主要因素;重复诱导有提高抗性和延长抗性持续期两种作用,这与高等动物抗体产生的回忆反应很相似(董汉松1992)。梁元存等(2000)利用弱毒株 TBA 16 诱导烟草,产生系统抗性,最大诱导效应可达54%;烟草幼苗经激发子处理后,苯丙氨酸裂解酶(PAL)、过氧化物酶(POD)和多酚氧化酶(PPO)活性有不同程度的增加,病程相关蛋白(PRP)也有量的积累,在诱导后第10d产生的蛋白量最多。

2. 利用病菌弱毒株分生孢子壁粉及其制剂

利用诱导抗性控制植物病害的途径取决于诱导因子的种类和性质,对具有抗性诱导作用的病源物弱毒株的直接利用,是其中较为简便的途径,目前已经证明了病菌弱毒株可以系统地诱导烟草对烟草赤星病的抗性(梁元存等2000)。将烟草赤星病病菌弱毒株的分生孢子灭活后加浮载剂制成分生孢子制剂,该剂型的特性为:水悬液;分生孢子(干重)和浮载剂含量为1%(W/V);50ml 瓶装,高压蒸汽灭菌。施用该分生孢子制剂后,烟苗病斑扩展受到限制,同时病菌侵染率也相应降低。已有研究表明通过弱毒株制成的分生孢子制剂在田间主要有三种作用,首先是控制烟草赤星病的发病程度;其次能够促进烟草生长、提高烟叶产量;最后能够改善烟叶品质,提高产值。此外,病菌弱毒株的抗性诱导作用与分生孢子壁成分有关,研究发现分生孢子壁组分可以作为刺激烟草产生抗性的因子起作用,分生孢子壁的破碎程度与抗性诱导效应成正相关(董汉松等 1994)。

3. 病菌弱毒株规模化生产与应用

利用弱毒株防治烟草赤星病需要获得大量该弱毒株的菌丝体和分生孢子,采用液体通气培养生产菌丝体,分别使用 CP1 和 CP2 培养液可以获得 30% 的干物质,通常采用发酵罐来生产,控制通气量、投料量、发酵时间等参数获得最大产量。采用浅盘发酵法生产弱毒株分生孢子能够达到较高效率,其中使用 MBS 培养液(未公开)可获得高达 76% 的生产率。发酵生产出的分生孢子可用于制备激发子和 SRS 制剂以及最通常的接种试验等。在温室、田间小区和大田进行应用示范试验,结果表明诱导剂 SRS 能够较好地控制烟草赤星病,最高可达 85% ,平均防治效果为 62.7% ,与菌核净相比防治效果平均高出 2.7% (梁元存等 1998)。

第五节 烟草赤星病生防菌剂生产

菌剂由一种或数种有特定功能的微生物和培养基、载体组成的制品。借助其代谢过程或代谢产物,可促使土壤中某些植物必需元素的含量增加,或使土壤中难以为植物吸收利用的物质转化为易被利用的物质,或者用于防治植物的病虫害。按照剂型可分为液体、粉剂、颗粒型。施用方法包括拌种、浸种、蘸根或进行叶面喷施等。作为一种商业产品,首先要达到国家规定的相关标准。由于菌剂的用途不同,有些作为肥料,有些作为饲料,有些作为药剂,所以要遵循不同的国家标准。菌剂的生产是由很多环节组成的,每个环节都会对菌剂的产量和质量产生直接的影响,所以,对于菌剂的每个生产环节都要有严格的操作流程并遵循科学的规律。菌剂生产的具体环节包括菌种的筛选及保存、培养基及生产配方的设计、发酵工艺的设计与优化、发酵后处理及与载体的加工、菌剂的保存(俞俊棠 2002,刘国诠 2003)。

一、生防真菌菌剂生产

生防真菌菌剂的生产以木霉菌为主,通常生产的是木霉菌分生孢子粉(Papavizas 1985)。目前,国内外的木霉菌制剂大多采用液固两相培养法生产,虽然产孢量高,但生产不稳定、杂菌污染严重(陈卫辉等 1998,赵蕾 1999)。针对上述问题,以烟草赤星病的生防木霉菌 Tv-1 菌株为试验材料,研究设计了液固两相一步法木霉菌高孢粉生产新工艺,既能满足实验室小试,又能进行较大规模的中试生产,现将其菌剂生产过程叙述如下。

(一) 生防菌株 Tv-1 的复壮

由于生产菌株 Tv-1 是一种兼性寄生的木霉菌菌株(王革等 2000),人工培养的过程往往是营养类似腐生的一种生活方式,而且生产菌株传代代数一般较多,使木霉菌菌株的寄生能力下降,制剂对病害的防治能力减弱。为保持制剂的防治效果稳定性,必须对生产的菌种进行复壮。具体操作如下。

1. 菌种的活化

挑取 Tv-1 菌种上少量的分生孢子粉,点接于新制备、表面无明显冷凝水的 PDA 平板上,27.5℃光照培养 2～3d。待长出菌落后,切取生长较快的菌丝块(尽可能将多余的培养基削去),再转接于 PDA 平板,27.5℃光照培养 2～3d,剔除污染的平板,选择菌丝生长较快的平板继续培养,每日定时观察菌丝的生长与产孢状况,从生长速度快、产孢量大的平板培养物作为复壮的出发菌株。

2. 平板对峙培养

挑取新鲜的复壮出发菌株分生孢子粉点接于 PDA 平板的一侧,距离 3~4cm 的另一侧接种 Φ4mm 新鲜的烟草赤星病病菌菌丝块。接种后的平板 27.5℃光照培养 5~7d,直至复壮的出发菌株的菌丝越过烟草赤星病病菌的菌丝,并在其上产孢时为止。

3. 菌种的分离、纯化

挑取对峙培养中的复壮出发菌株在烟草赤星病病菌菌落上产生的分生孢子于 PDA 平板上划线分离、纯化,选择生长快的单菌落转接于 PDA 平板进行纯培养,再在这些纯培养物中挑选产孢快、产孢量大的培养物,转接 PDA 斜面,产孢后的菌种即为复壮的菌种。

(二) 生产菌种的制备技术

1. 实验室菌种的制备与保存

为了保持生产菌种原有的各种优良特征与活力,使其存活不遗失、不污染、不发生变异。根据菌种自身的生物学特点,人为地创造条件,使菌种处于低温、干燥、缺氧的环境中,以使微生物的生长受到限制,新陈代谢作用限制在最低范围内,生命活动基本处于休眠状态,从而达到保存的目的。

(1) 菌种的短期保存——培养保存

采用斜面密封法保存,具体操作如下:

i. 活化、复壮的 Tv-1 菌种中的分生孢子粉一点点接于 PDA 斜面,27.5℃光照培养,淘汰污染斜面,再将生长迅速的斜面单支单层摆放,使斜面菌丝正对光源,让其较好地产孢。

ii. 取出产孢较好的斜面,超净工作台上换上无菌的橡胶塞,塞紧,再用封口膜紧裹塞与试管交接处,随后将试管置封口袋中,封口,室温或 4℃冰箱存放。此法可保存 3~12 月或更长时间。

（2）菌种的中长期保存——休眠保存

采用冷冻干燥法保存，具体操作如下：

i. 选择未使用过的 1.5ml 进口塑料离心管，打开，置放印有菌株编号（Tv-1）、制作日期的合适大小的标签（字面面壁），盖小棉塞，敞开离心管上盖，将离心管放入铝盒内，上覆 4～6 层纱布，盖盖于 121℃灭菌 30min。

ii. 将纯鲜牛奶反复脱脂后，装入三角瓶中灭菌。

iii. 用无菌枪头吸取 2～5ml 冷却至室温的灭菌脱脂牛奶于新鲜培养、产孢良好的斜面，轻轻刮下分生孢子，晃动，使分生孢子均匀悬浮在牛奶中。

iv. 用无菌枪头吸取 0.5ml 的牛奶分生孢子悬浮液于灭菌的离心管，盖好离心管上盖，放置铝盒内。

v. 将铝盒放置 -20～-40℃的低温下冷冻，视保存菌种离心管数量的大小确定冷冻的时间，如几支则冷冻几分钟，500 支以上则需 1h 以上。

vi. 将离心管置灭菌的冻干瓶中，打开离心管上盖，冻干至摇动成粉状时止。

vii. 盖好离心管上盖，封口膜封盖，4℃冰箱保存。此法可保存 5～10 年。

2. 生产菌种的制备

经过一年的中试发现生产用菌种的制备周期较长，对菌剂的生产有较大的影响。菌种的好坏直接影响到发酵的各个工序，所以对菌种有质和量的要求。

质的要求包括：

i. 菌种无杂菌污染。显微观察菌体形态正常，形体较一致。

ii. 菌种应处于相同的生理状态，以保证菌种能充分地生长和繁殖，进行同步生长。

iii. 供生产用的斜面菌种在冰箱内保存最多不超过 7d。

量的要求包括：

i. 菌种的含菌量:菌种悬浮液分生孢子含量不低于 10^6 个/ml。

ii. 菌种的接种量:需通过试验来确定,要考虑尽量缩短发酵周期、控制繁殖代数。

iii. 将种子液的体积与发酵液的体积之比控制在一定的范围内。

菌种的制备首先从保存的菌种(如密封斜面试管)转接 PDA 平板进行活化 2 次,再转接摇瓶,然后以一定的比例接种种子罐,最后移种至发酵生产罐。具体步骤如下:

(1)PDA 平板的准备

每个 Φ9cm 培养皿倒入约 20ml 常规湿热灭菌、温度降至 60℃ 左右 PDA 培养基,将平板置 27.5℃ 培养箱培养 2d,如无菌生长,可使用(如冷凝水多,待冷凝水蒸发后,才可用)。

(2)平板菌种的培养

将烧红的接种刀冷却,按无菌操作从活化的平板菌种中,挑取 Φ4mm 的菌丝块,三点点接于平板上,置 27.5℃、光照培养 5~7d。在接种后培养的过程中注意每天定时检查平板,如有污染或生长异常的培养物应及时淘汰。平板菌种的质量标准为:无杂菌污染,产孢快、产孢量大,颜色深绿,分生孢子大小较一致,轮廓清晰,混有少量菌丝。

(3)种子罐菌种的制备

将烧红的接种刀冷却,按无菌操作从制备的平板菌种中,挑取 6~8 块 Φ4mm 的菌丝块,加到装有 200ml 灭菌马铃薯葡萄糖培养液的 500ml 三角瓶中,27.5℃、光照、150r/min 培养 2d。种子罐菌种的标准为:无杂菌,菌体处于旺盛生长期,菌丝体浓稠。

本法制备的生产菌种,具有以下优点:

i. 周期短:缩短了 3~5d 的液体摇瓶培养时间。

ii. 种子罐可实现同步生长:由于本法采用的接种体为处于同一生理水平旺盛生长期的菌丝体,其生长基本上呈现出快速生长。而先前的菌种由于采用菌丝、分生孢子接种,菌种中分生孢子、菌丝均有,导致种子罐发酵时出现多次生长的现象,不易判断发酵是否正常,而且会导致大量厚壁分生孢子的产生(这对后期的液体发酵和固体发酵很不利)。

iii. 减少了污染:本法中采用新鲜平板,接种量大,能使生产的菌种迅速占领基质,形成绝对优势的微生物群体。

生产菌种的制备规范流程如下:

保存的菌种 $\xrightarrow[培养]{适温光照}$ 活化平板菌种 $\xrightarrow[培养]{适温光照}$ 一级斜面菌种 $\xrightarrow[培养]{适温光照}$

一级平板菌种 $\xrightarrow[培养]{适温振荡}$ 一级摇瓶菌种

3. 菌剂的生产

(1) 实验室小试

近十几年来,木霉菌作为一类较理想的生防益菌已迅速成为生物防治病害的重要成员。以往采用液体深层发酵得到的芽生分生孢子寿命短且生活力弱,而固体培养虽可得到贮存期相对较长的分生孢子,但其生产周期长、菌剂含孢量低而导致成本高。最近几年,液固两相法制备木霉菌高孢粉技术的成熟大大增强了木霉菌的实用性进程。借鉴国内已有的白僵菌生产工艺,在实验室探索简便易行的液固两相法工艺流程,经连续两年的小试,现已初步确定较为成熟的液固两相一步法生产工艺。

生防菌株 Tv-1 固体颗粒剂采用液固两相一步法进行菌剂生产,对设计出的液固两相一步法工艺流程,进行了实验室小试,证明了液固两相一步法工艺流程对于木霉菌固体颗粒剂的生产来说是切实可行的。Tv-1 固体颗粒剂实验室小试流程工艺如下:

斜面菌种 $\xrightarrow[培养]{适温光照}$ 平板菌种 $\xrightarrow[培养]{适温振荡}$ 摇瓶液体发酵 $\xrightarrow[混匀]{固体培养基}$ 半开放

固体发酵 $\xrightarrow[散光照射]{通风}$ 开放固体发酵 $\xrightarrow[]{晾干}$ 固体颗粒剂 $\xrightarrow[]{旋风集孢}$ 高孢粉

工艺流程中从斜面菌种至摇瓶菌浆为实验室液体菌浆制备阶段。此阶段的关键技术是菌种无污染,出发的菌株尽可能是保存、未退化的原始菌种。扩大接种时,采用分生孢子粉点接式,适温培养 2～3d,及时淘汰污染或变异的培养物。为避免由于光照不均而导致产孢不一致的培养物出现,可减少堆放层数,如 2～3 层培养皿,如条件许可最好摆放一层。通常情况下,摇瓶用菌种尽可能按时分批制备。

工艺流程中的后半部分为作坊式生产过程。半开放培养时,并不要求很严格的无菌操作,至少应在洁净、干燥、可保湿能通风的室内进行。当菌丝长满固体基质时可进行完全开放式培养。这时需散光照射,此时若将长满老熟菌丝的固体基质块还原成颗粒状,造成菌丝损伤,可大大提高固体菌丝的产孢量。

（2）车间中试

中试生产工艺的设计与应用是在原实验室小试的基础上进行了改进而成的,其工艺如下:

斜面菌种 $\xrightarrow{\text{适温光照培养}}$ 平板菌种 $\xrightarrow{\text{适温振荡培养}}$ 摇瓶液体发酵 $\longrightarrow$ 发酵罐菌种 $\xrightarrow{\text{适温发酵}}$ 生产罐发酵 $\xrightarrow{\text{固体培养基混匀}}$ 半开放固体发酵 $\xrightarrow{\text{通风散光照射}}$ 开放固体发酵 $\xrightarrow{\text{流化床烘干}}$ 固体颗粒剂 $\xrightarrow{\text{旋风集孢}}$ 高孢粉

对设计出的液固两相一步法中试工艺流程,进行了多次试验,证明了液固两相一步法工艺流程可操作性强、重现率高、成功率高(可达 100%),在加强在线检测的前提下可完全杜绝污染,因此此工艺对于木霉菌固体颗粒剂的工厂化生产来说是切实可行的。

此工艺分为 3 个阶段:第一阶段为液体发酵阶段,主要生产合乎固体培养的菌浆;第二阶段为固体培养阶段,主要是使菌浆附着在固体的表面,并在合适的条件下产孢,菌丝的生长只是很少量的;第三阶段为后处理阶段,主要是对产孢固体进行烘干、制剂。这三个阶段紧密相连,在生产过程中应注意衔接,同时这三个阶段具有较为鲜明的时序性,若前一阶段生产不合要求需重新开始,绝不可盲目往下继续进行,以免造成人力、物力及能源的浪费。

高孢粉的生产是在生产出大量颗粒剂的基础上进行的。

总之,从实验室小试到车间工厂化中试,绝不是规模的简单再扩大,而是一种技术的再创新。车间中的生产与实验室相比,控制的难度较大;固体基质的灭菌在实验室可采用自动灭菌锅进行彻底的灭菌,而车间的灭菌只能采用蒸汽进行;在车间的生产中,由于规模大,往往造成基质的灭菌与液体菌浆发酵之间的脱节。另外,在半开放式培养时,需严格加强管理,控制好温湿度。因此,建议采用每批 1~5t 的规模进行批量生产。

4. 生防菌株 Tv-1 高孢粉菌剂制品的质量检测

在实验室小试及车间中试中发现,生产的每批生防菌株 Tv-1 固体高孢粉菌剂制品的质量有所差异。因此必须建立科学的方法对其质量进行检测。借助于白僵菌高孢粉制品的检测技术,生防菌株 Tv-1 高孢粉菌剂制品以检测分生孢子数,包括分生孢子含量、活孢率这两项为主,同时测定含水量。通常质量较好的制品,分生孢子含量达 $10^7 \sim 10^8$ 个/g,活孢率在95%以上,含水量5%~8%,而且较好的制品外观颜色上呈绿色,杂菌少。因此,作为生防菌株 Tv-1 高孢粉菌剂合格制品,其分生孢子含量应在 $10^7 \sim 10^8$ 个/g,活孢率在95%以上,含水量在5%~10%为宜。作为商品还必须检测其制品的杂菌率及贮存期。其具体方法如下。

(1)分生孢子含量的检测

称取高孢粉菌剂1g加入到100ml灭菌水中,180r/min 振荡 30min,均匀分散,用无菌水作适当稀释后,再用血球记数板在显微镜下记数,测定、计算每克固体制剂中的分生孢子数。

(2)活孢率测定

称取高孢粉菌剂1g加入到100ml灭菌水中,180r/min 振荡 30min,均匀分散,再用无菌水作适当稀释后,进行振荡培养检测、平板测定。通常测定的分生孢子液中分生孢子含量在 $10^4 \sim 10^5$ 个/ml 为宜。

i. 振荡培养检测

振荡培养,150r/min,27 ±1℃振荡培养 18 ～24h 后,用显微镜检测,测定 5 个视野中的分生孢子总数及萌发的分生孢子数,计算分生孢子萌发率,5 个视野分生孢子萌发率的平均数即为活孢率。

ii. 平板测定

用澄清的半选择性 PDA 培养基,涂布 0. 1 ～0. 3ml 分生孢子液后,置 27. 5 ±1℃的培养箱中光照培养 18 ～24h 后,置 10 倍或 20 倍显微镜下观察、测定分生孢子总数及活分生孢子数。同振荡培养法就可测定活孢率。

（3）固体制剂含水量检测

采用水分快速测定仪检测。

二、生防细菌菌剂生产

目前用于防治烟草赤星病的主要生防细菌是芽孢杆菌和假单胞杆菌,其中芽孢杆菌好氧或兼性厌氧,营腐生生活,生理特征多样化,抗逆性强,繁殖快,营养简单,适生性强。其突出的特征是产生耐热抗逆的芽孢,有利于菌剂的生产与加工,也有利于菌体在环境中存活与定殖。田间应用已经证实芽孢杆菌菌剂稳定,可与化学农药混合施用,在不同植物不同年份的防治效果稳定(Elliott *et al.* 2001)。因此,芽孢杆菌制剂是防治烟草赤星病一个比较重要的制剂,是一个需要重点发展的方向。

芽孢杆菌菌剂生产的整个过程,可分为菌种制备、液体发酵、后处理及制剂化三个阶段。本部分以生防菌株枯草芽孢杆菌 B 75 为例说明实验室小试和中试生产各阶段的具体操作。

（一）实验室小试

1. 菌种制备

菌种的制备首先从保存的菌种(如甘油管或密封斜面试管)转接斜面或平板进行活化,再转接斜面。具体步骤如下:①斜面的准备 配制固体 NA

培养基,制作试管斜面。②斜面菌种的培养 将烧红的接种环冷却,按无菌操作从甘油管或密封斜面试管中,挑取一环菌种,均匀涂布于试管斜面上,去掉牛皮纸(便于通气),扎紧纱布(或塞紧棉塞),置30℃培养12~24h。斜面菌种的质量标准为:无杂菌污染,无噬菌斑,菌苔丰满、光滑无皱折、不黏稠。

2. 液体发酵

将每支试管斜面加无菌水5~10ml,用接种环刮下菌苔,并摇匀形成细菌悬浮液,作为接种液。接种量以体积比为2%~5%较适宜,培养用三角瓶的装培养液量为30%~50%(装培养液的容积与容器的容积比),培养液配方为:大豆蛋白胨10g、蔗糖5g、酵母膏2g、甘露糖2g、硝酸钾1g、硫酸铵1g、自来水1000ml、pH 6.4~6.8。接种后的三角瓶于30±1℃恒温、180~220r/min转速振荡培养30~36h。

3. 后处理及制剂化

防治烟草赤星病的菌剂的制备方法,根据实际需要,可将其分别制成液体发酵菌剂或者固体菌剂。

(1)制备液体发酵菌剂的方法

发酵后的菌液经平板计数测定含菌量,当含菌量达150亿CFU/ml以上时,加入0.5%羧甲基纤维素钠、0.2%的十二烷基磺酸钠、5%~10%的菌核净,50r/min转速渐渐加速搅拌至250r/min时,恒速连续搅拌15min,装入塑料旋盖瓶中。该液体发酵菌剂保质期1年,施用时需要充分搅匀,200~300倍稀释喷雾。

(2)制备固体菌剂的方法

发酵后的菌液经平板计数测定含菌量,当含菌量达150亿CFU/ml以上时,加入0.5%羧甲基纤维素钠、0.2%的十二烷基磺酸钠、5%~10%的菌核净,质量比9:1硅藻土与轻质碳酸钙,混匀、打浆、喷雾干燥,制成可湿性粉剂。按100g/袋装入塑料或铝塑封袋中。其包装应经过严格的检验,符合可湿性粉剂农药的包装标准。该固态菌剂保质期 2 年,500 ~ 800 倍稀释喷雾。

(二)中试生产

1. 菌种制备

菌种质和量的要求同实验室小试。菌种斜面或平板活化后转接茄子瓶斜面,再接种摇瓶或种子罐。具体步骤如下:

（1）斜面菌种

斜面的准备 每支茄子瓶(250ml)装入 60ml NA 培养基,用 6 ~ 8 层脱脂纱布包扎瓶口,再用一层牛皮纸包扎。常规湿热灭菌,灭菌后待温度降至 60℃左右时摆成斜面(如温度过高斜面冷凝水多),斜面放置 30℃培养箱培养 2 ~ 3d,检查有无杂菌污染、有无冷凝水,如无污染、冷凝水已经蒸发可以使用。

斜面菌种的培养 将烧红的接种环冷却,按无菌操作从甘油管或密封斜面试管中,调取一环菌种,均匀涂布于茄子瓶斜面上同实验室小试斜面菌种一样培养、检查质量。

（2）摇瓶菌种

每支茄子瓶加无菌水 100ml(试管斜面加无菌水 5 ~ 10ml),同实验室小试中的液体发酵方法配制细菌悬液,以 2% 的体积比接入培养液中,150r/min、30℃振荡培养 6 ~ 12h。摇瓶菌种的标准为:细菌菌体处于对数生长期,菌液含菌量不低于 10^8 CFU/ml。

2. 液体发酵

液体发酵为深层发酵,采用发酵罐进行,接种量为 0.5% ~ 2.0% 。液体发酵条件如下:

罐温:发酵罐的罐温均控制在 28 ~ 32℃,通过插入培养基的温度探头测量,以夹层内通入冷却水或热水的方法进行调节。

罐压:发酵罐的罐压控制在 0.5kg/cm^2,通过无菌空气入口和废气排放口进行调节。

搅拌:发酵罐的搅拌速度为200r/min。

抽样检查和培养条件调节:每2h自取样管取样1次,测定pH,涂片、结晶紫染色、镜检,观察菌体形态、菌体是否产芽孢等,判断有无杂菌的污染,待镜检菌体芽孢数占整个菌体的5%以上时,减少通风量和降低培养温度至25℃左右,其他条件不变,继续培养和抽样检查,待镜检菌体芽孢数占整个菌体的85%以上时,停止培养,镜检计数,并用培养基平板方法进行活菌的计数。

培养周期:发酵罐的培养周期约为24~48h。

泡沫的控制:灭菌前,将菜油以0.1%的比例加入,如发酵后期泡沫过多,可补加灭菌冷却的菜油。

3. 后处理及制剂化

(1)液体发酵制剂

同实验室小试液体发酵菌剂。

(2)固体制剂

发酵后的菌液经平板计数测定含菌量,当含菌量达150亿CFU/ml以上时,加入填充剂、板框过滤、打浆、干燥、粉碎。具体过程如下:

加入填充剂:将发酵液压入贮罐,根据以下计算公式加入5:1的硅藻土与轻质碳酸钙作为填充剂,50r/min转速渐渐加速搅拌至250r/min时,均速连续搅拌30~45min。

填充剂硅藻土与轻质碳酸钙的加入量(kg) = [发酵液菌数(亿CFU/ml)×放罐体积(升)×收率]/成品菌数 - 发酵液中的残存物(kg)。

板框过滤:用2kg/cm² 压力将物料由贮罐压入板框,通过7号滤布过滤,压力应随时调节,使滤液中的含菌量不超过0.2亿CFU/ml。

打浆:将滤饼卸入打浆罐,按加入填充剂量的8%加入农乳100号,或按3%加入十二烷基磺酸钠(sodium dodecyl sulfate, SDS),加入适量的滤液均匀搅拌 30min。

混匀:将打浆后的含菌硅藻土与轻质碳酸钙粉碎,阴干,加 5% ~ 10% 的菌核净作为增效剂,再加填充剂按 5 倍体积稀释,搅拌混匀。

干燥:在温度 60℃ 以下的烘干房内通风干燥至含水量 5% ~ 8% 。

粉碎:粉碎时出料温度不能超过 60℃,以防止菌体失活。

成品质量指标测定:含菌量、含水量、悬浮率、细度的测定均参照国家企业标准(Q/KWL 02-2003)进行,含菌量 200 亿 CFU/g,其余各项指标均符合标准。

同实验室小试固体菌剂进行包装。

三、生防放线菌的制剂生产

工业上抗生素的合成主要有两种方式:一种是有机化学合成,另一种就是生物发酵合成。当前抗生素的合成还主要依靠生物合成,只有部分实现了有机化学合成。而农用抗生素基本上全部是利用生物发酵合成的(邬行彦 1982)。

发酵过程在整个农用抗生素生产中起着至关重要的作用,因此抗生素发酵技术研究作为提高抗生素生产效价的重要手段,对于农用抗生素的生产具有深远的意义。

(一) 发酵

用微生物发酵方法生产抗生素首先要有一个良好的菌种。从自然界分离的抗生素产生菌是野生型菌株,生产能力通常很低,不能作为生产菌种,我们通常需要改良菌种的特性,提高微生物发酵的产量,使其符合生产的要求。

1. 抗生素产生菌的菌种选育

随着人们对微生物遗传学方面基础理论研究的日益深入以及基因工程技术的飞速发展,抗生素产生菌的菌种选育技术发生了深刻的变化。到目前为止,抗生素产生菌的菌种选育方法主要有:自发突变育种、诱变育种、原生质体融合和基于基因工程技术的育种方法等。

(1) 自发突变育种

不经人工处理,利用微生物的自然突变进行菌种选育的过程称为自然选育。常用的自然选育方法是单菌落分离法。采用玻璃珠或石英砂振荡打散孢子后用滤纸或棉花过滤制备成单孢子或单细胞悬浮液,经过适当的稀释后,在琼脂平板上进行分离,然后挑选单个菌落进行生产能力的测定,从中选出优良的菌株。在抗生素生产过程中,由于菌种频繁的传代以及自然界一些微量诱变因子诱变作用的累积,微生物的产素水平往往会有大幅度波动。虽然通过自然分离可筛选到具有良好性状的高产菌株,但在实际生产中,由于自发突变的不定向性和低的发生率,生产中常将此种方式用来稳定菌株的产素水平,而高产菌株育种工作常采用诱变育种、原生质体融合、基因重组育种等途径。

(2) 诱变育种

诱变育种是通过物理、化学因素作用于抗生素产生菌,人为的使其遗传物质发生变异,从中选育高产菌株的有效方法。诱变育种和其他育种方法相比,具有速度快、收益大、方法简单等优点,是当前菌种选育的主要方法之一,在生产中使用的十分普遍。通过诱变育种可以提高产量,减少杂质,提高纯度,改进发酵工艺,产生新抗生素等。

目前国内外常用的诱变方法包括物理诱变方法和化学诱变方法。前者包括紫外线、X 射线、γ 射线、α 射线、β 射线、激光、微波和低能离子注入等;后者主要是烷化剂(EMS、DES、NTG)、天然碱基类似物(5-FU、5-BU 等)、羟化剂、移码诱变剂(吖啶黄、吖啶橙)及抗生素类诱变剂等,化学诱变剂在诱变微生物菌种时造成的突变率通常要比物理诱变剂高,而且相对经济,但这些物质大多是致癌剂或极毒药品,使用时须十分谨慎。物理诱变方法相对于化学诱变方法来说设备简单,操作方便,诱变效果好,但正突变率较低,筛选工作量大。除了上述各单一诱变因子外,还可以利用复合因子进行处理。

通过诱变处理后,在微生物群体中会出现各种突变形的个体,但其中多数是负突变株,正突变株所占比例极小,目前常用的突变体筛选方法有随机筛选和推理选育。

随机筛选是抗生素产生菌诱变育种中一直采用的筛选方法,是将菌种诱变处理后,不加选择地随机挑选菌落,从中选出产量最高者进一步复筛。这种筛选方法较为可靠,但随机性大,需要进行大量筛选。在突变概率小的情况下,如果菌落挑取少了,很难筛选到理想的突变株。为了筛选到优良菌株,就必须花费巨大的人力物力和时间,这就大大限制了筛选量,影响到高产菌株的筛出率。随机筛选主要包括:

①根据菌落形态筛选突变株

部分微生物菌株经过诱变处理后,变异菌株的菌落形态与生理特性、生产性能变化有一定的相关性,一般有这样的趋势:原来具有较高发酵水平的菌种作为出发菌株时,由突变引起形态剧烈变化的菌落是一些代谢严重失调的菌株,常常为负突变株占多数,而突变的高产菌株其菌落形态往往在常态的正常范围内,因为它们的遗传物质仅受到微小损伤,还保留了正常代谢的基本功能。根据形态挑选菌落仍然具有随机性,但是在淘汰大量低产菌株的基础上进行摇瓶筛选获得高产菌株的概率比直接摇瓶筛选大得多。

②根据平板菌落生化反应筛选突变株

主要有透明圈法、变色圈法、生长直径法和抑菌圈法。抑菌圈法是抗生素产生菌初筛的常用方法。根据抑菌圈的大小,可以淘汰大量的低产菌株,提高突变株的筛选效率。

③根据发酵产生抗生素的拮抗效果筛选

这是生产上一直使用的方法。它主要指将菌种诱变处理后挑选出的菌落接入摇瓶进行发酵实验。这一方法筛选效果优于表面培养筛选,它可以设计各种更接近于生产条件的工艺。例如,种子与发酵阶段的温度、通气、搅拌、补料和发酵培养过程的测定等均可仿效生产工艺。同时,它的实际分辨力也高于固体表面筛选。缺点是它不能对大量诱变分离株进行检测,而且操作起来工作量大,时间长,过程复杂。不过,近年来由于筛选工具的微型化以及筛选过程的自动化,使该方法的筛选效率得到了极大地提高。

推理选育就是应用已知的生物化学和遗传学原理,根据已知或可能的抗生素生物合成途径的调控机制和产物的分子结构,设计出一些筛选方法,定向地选出某些类型的突变株,应用这种方法可以大大减少筛选的盲目性,可提高筛选效率,缩短筛选周期。

（3）原生质体融合

原生质体融合是 20 世纪 70 年代发展起来的基因重组技术。把两个不同亲本菌株的细胞壁,分别经酶解作用去除,而得到球状的原生质体,然后将两种不同的原生质体置于高渗溶液中,由聚乙二醇（polyethylene glycol,PEG）促进融合,促使两者高度密集发生细胞融合,进而导致基因重组,就可由此再生细胞中获得杂交重组菌株。原生质体融合技术具有许多常规杂交方法无法比拟的独到之处:由于去除了细胞壁,原生质体膜易于融合,即使没有接合、转化和转导等遗传系统,也能发生基因组的融合重组;融合没有极性,相互融合的是整个胞质与细胞核,使遗传物质的传递更为完善;重组频率高,易于得到杂交;存在着两株以上亲本菌株同时参与融合并形成融合子的可能;较易打破分类界限,实现种间或更远缘的基因交流;同基因工程方法相比,不必对试验菌株进行详细的遗传学研究,也不需要高精尖的仪器设备和昂贵的材料费用等。由于以上优点,迄今,这项技术不仅在基础研究方面,而且在实际应用上,均取得了引人注目的成绩。

由于原生质体融合比常规杂交育种具有更大优越性,故颇受人们重视,它除了能显著提高重组频率外,与常规诱变育种途径相比,还具有定向育种的含义。不足之处是原生质体融合后 DNA 交换和重组随机发生,增加重组体分离筛选的难度。此外,细胞对异体遗传物质的降解和排斥作用,以及遗传物质非同源性等原因,使远缘融合杂交存在较大困难。

（4）基因工程技术

基因工程（亦称重组 DNA、基因操作或遗传工程）是指把某一生物体的遗传物质在体外经限制性内切酶与连接酶剪接，与一定载体（质粒、病毒等）相连接，构成重组 DNA 分子，通过一定的方法转入另一生物体（受体）细胞中，使被导入的外源 DNA 片段在受体中表达，并稳定遗传。此方法具有极大的优越性，在很大程度上可以按预定的方向进行育种。

2. 发酵过程的优化改良

微生物发酵生产的水平最基本的是取决于生产菌种的性能，但有了优良的菌种之后，还需要有最佳的环境条件及发酵工艺加以配合，才能使生产能力充分表现出来，因此必须对生产菌种的发酵过程进行优化改良。

工业发酵过程一般分为三种规模或三个阶段：实验室规模、中试工厂规模和工厂生产规模。三个阶段是相互联系、相互指导的关系。微生物罐内发酵工艺在整个工业发酵的三个阶段中起到举足轻重的作用。由于发酵过程的复杂性，控制其过程是比较困难的，特别是控制放线菌产生的抗生素等次级代谢产物，为了使发酵生产能够得到最佳效果，需要测定放线菌的摇瓶发酵条件、种子罐种子培养条件、发酵罐发酵条件以及发酵过程中内在代谢变化的各个参数，了解农用抗生素生产菌代谢变化规律，并根据各个参数的变化情况，结合代谢调控的基础理论，找到更佳的培养基和培养条件，使农用抗生素的产量达到预期的生产水平。

在生产上，一种好的培养基组成是经过较长时间的研究并经过一定的生产实践之后确认的，它又随着生产菌种遗传特性的改变、发酵工艺的改进而不断的改进和完善，因此，一个发酵培养基的配方不是一成不变的，需要在生产中根据具体情况进行适当的调整。

发酵过程的优化改良主要包括发酵培养基的改良和发酵条件的优化。

（1）发酵培养基的改良

发酵工艺中最为重要的问题之一就是培养基的选择。发酵培养基不仅是微生物生长的基础物质而且也是抗生素合成的原料物质。不同的微生物产生不同的代谢活性物质,同种微生物在不同的发酵培养基中可产生不同的代谢活性物质。根据产生菌的生物学特点,在提供基本营养需要的同时,适当添加前体、诱导剂和副反应的抑制剂,有利于目标产物的积累。另外培养基的组成和元素的配比对菌体生长、抗生素发酵单位、抗生素提炼工艺的难易、产品质量都有相当大的影响。对于不同菌株而言,不同的发酵培养基组成起不同的作用。对培养基进行优化,一方面能提高原料利用率、产物浓度和生产速率,降低发酵成本,提高生产能力;另一方面也有利于产物的分离和纯化,降低提取成本,提高产品质量。优化后的培养基不但能满足产物生成水平高、副产物生成少等要求,而且成本(采购、运输和贮藏等)低,原材料的来源和质量稳定。

发酵培养基是供菌丝迅速生长繁殖并大量合成抗生素的营养物质。一般都是复合培养基。一种合适的培养基应具备下列几个条件:营养适度而充分,浓度适中,适合菌种的生理特性,有助于菌丝迅速健壮旺盛的生长、繁殖;在培养过程中,pH 值要适当而稳定,糖、氮代谢完全适应高单位发酵抗生素的要求,能在比较短的时间内合成抗生素;在保障高单位发酵的条件下注意降低成本和消耗;还要依据发酵装置及下游技术工艺的设计、控制等诸多因素。

培养前选择合适的碳、氮源是至关重要的,因为有些碳源如葡萄糖、氮源如 NH_4^+ 对一些菌的次级代谢有明显的抑制作用,并应注意快速利用碳(氮)源和慢速利用碳(氮)源的相互配合。此外,合适的 C/N 比也是一个值得注意问题。培养基中 C/N 比对最终产物影响极为明显,氮源太多,会使菌体生长过于旺盛,氮源不足,则菌体繁殖量少,从而影响抗生素产量;C/N 比还影响菌体按比例吸收营养物质。菌体在不同的生长阶段对 C/N 比要求也不一致。

在抗生素发酵生产中,由于各菌种的生理生化特性不一样,采用的工艺不同,所需的培养基组成亦各异。即使同一菌种,在种子培养阶段和不同发酵时期,其营养要求也不完全一样。因此需根据其不同要求来选用培养基的成分与配比。其主要成分包括碳源、氮源、无机盐类(包括微量元素)等。

i. 碳源

主要用以供给菌种生命活动所需的能量,构成菌体细胞及代谢产物。有的碳源还参与抗生素的生物合成,是培养基中主要组成之一,常用碳源包括淀粉、葡萄糖和油脂类。对有的品种,为节约成本也可用玉米粉作碳源替代淀粉。油脂类往往还兼用作消沫剂。个别的抗生素发酵中也有用麦芽糖、乳糖或有机酸等作碳源的。

ii. 氮源

主要用以构成菌体细胞物质(包括氨基酸、蛋白质、核酸)和含氮代谢物,亦包括用以生物合成含氮抗生素。氮源可分成两类:有机氮源和无机氮源。有机氮源中包括黄豆饼粉、花生饼粉、棉籽饼粉、玉米浆、蛋白胨、尿素、酵母粉、鱼粉、蚕蛹粉和菌丝体等。无机氮源中包括氨水(氨水既作为氮源,也用以调节 pH)、硫酸铵、硝酸盐和磷酸氢二氨等。在含有机氮源的培养基中菌丝生长速度较快,菌丝量也较多。

iii. 无机盐和微量元素

抗生素产生菌和其他微生物一样,在生长、繁殖和产生生物产品的过程中,需要某些无机盐类和微量元素。如硫、磷、镁、铁、钾、钠、锌、铜、钴、锰等,其浓度与菌种的生理活性有一定影响。因此,应选择合适的配比和浓度。

iv. 培养基的质量

培养基的质量应予严格控制,以保证发酵水平,可以通过化学分析,并在必要时作摇瓶试验以控制其质量。此外,如果在培养基灭菌过程中温度过高、受热时间过长亦能引起培养基成分的降解或变质。培养基在配制时的调节 pH 亦要严格按规程执行。

基质的种类和浓度与发酵代谢有着密切的关系,选择适当的基质和控制适当的浓度,是提高代谢产物产量的重要方法。在抗生素的分批发酵过程中,抗生素分泌期产生的抗生素约占 70% ~ 80% 左右。因此缩短菌体生长期,延长抗生素分泌期并保持抗生素生产的最大增长率,是提高抗生素产量的关键。应此,我们不仅需要按照产生菌的生理特性选择合适的发酵培养基和发酵条件而且必须根据发酵过程的代谢变化对培养基和发酵条件进行控制,使菌体生长迅速,又不易衰老,且能保持抗生素的最大生产速率。基质是产生菌代谢的物质基础,我们必须了解基质的种类和浓度与产生菌的代谢变化及抗生素产量之间的关系,控制基质的种类和浓度,以提高抗生素产量。

发酵培养基应适当丰富,要满足菌体生长和产物合成两个方面的需要。其原材料应尽可能价廉、且来源广泛。

(2) 发酵工艺的改良

提高发酵水平的另一个重要途径是改良发酵工艺。它的影响因子主要包括:种龄、接种量、温度、pH 值、通气、搅拌和溶氧量等因素。另外,除了以上控制因子之外,严格地把握加料、放罐时间对于抗生素的产量和质量也有很大影响。

i. pH

pH 是影响抗生素高产的重要因素,因为 pH 值直接影响催化次级代谢活性酶分子的解离状态。菌体生长阶段和产物合成阶段各有其不同的最适 pH 的范围,为了维持一个比较稳定的 pH 范围,在培养基中应加入合适的缓冲物质如碳酸钙等,使发酵过程的 pH 保持相对稳定;还可通过中间补料的方式,补入一些生理酸性物质或生理碱性物质,来调节发酵过程的 pH 变化。微生物发酵的 pH 范围一般是在 5 ~ 8 之间,选择合适的培养基的基础配方,通过补加酸碱或氮源等来控制料液 pH 的变化。

ii. 温度的控制

菌体生长和产物合成各有其最适温度,这是因为菌体生长和产物合成所需的酶不同,不同的酶有不同的最适反应温度。菌体生长所需的最适温度通常高于抗生素合成所需的最适温度,因此抗生素发酵多采用变温发酵。

iii. 溶解氧浓度

发酵一般都是需氧发酵,溶氧是需氧发酵控制的最重要参数之一。通过控制补料速度控制发酵液的摄氧率,降低培养温度提高溶氧浓度,适当增加搅拌速度提高供氧能力并及时排除 CO_2。发酵过程中溶解氧浓度的变化受很多因素的影响,设备供氧能力的变化、菌龄的不同、加料及补水措施、改变通气量等,以及发酵过程中某些事故的发生都会使发酵液中的溶解氧浓度发生变化。总之,凡是影响供氧和需氧的所有因素都会使发酵液中的溶解氧浓度发生变化。因此溶解氧浓度是发酵过程中的一个综合参数,它能很灵敏地反映出发酵过程中供氧和需氧两方面的变化。所以熟悉发酵过程中溶解氧浓度的变化情况,对发酵过程的控制及发酵工艺的改进都是很有帮助的。

iv. CO_2 的影响及其控制

CO_2 是微生物在生长繁殖过程中的代谢产物,也是某些合成代谢的基质,对微生物生长和发酵具有刺激或抑制作用。增加通气量和搅拌速率、添加补料或调节罐压可控制 CO_2 的浓度。

v. 泡沫的形成和控制

抗生素发酵中通气搅拌和代谢所产生的气体是泡沫产生的原因。泡沫是气体被分散在少量液体中的胶体体系,气泡间被一层液膜隔开而彼此不相连通。培养基中如存在蛋白类表面活性剂,培养液中就有泡沫形成。泡沫影响发酵。可选用不产生流态泡沫的菌种,少加或缓慢加入易起泡的原材料,改变 pH、温度、通气、搅拌、采用分次投料及采用机械消除泡沫或消沫剂控制泡沫,消沫剂主要有天然油脂类和聚醚类,最常用的是聚氧乙烯氧丙烯甘油一般总用量为 0.01% ~ 0.04%。泡沫过多,会给发酵带来许多不利因素。如发酵罐的装料系数(装料量与容积之比)减少,会造成排气管大量逃液,泡沫升到罐顶有可能从轴封渗出,增加污染杂菌的机会,并使部分菌体黏附在罐盖或管壁上而失去作用;泡沫严重时还会影响通气搅拌的正常进行,从而妨碍菌的呼吸,造成代谢异常,导致产量下降或菌体提早自溶。后一过程如果任其发展会促使更多的泡沫生成。因此控制发酵过程中产生的泡沫对取得高产优质有着重要意义。

vi. 菌体(细胞)浓度

菌体浓度简称菌浓,是指单位体积培养液中菌体的含量。适当的生长速率下,发酵产物产率与菌体浓度成正比关系。发酵生产有一个临界菌体浓度。菌体超过此浓度,抗生素的生产速率和体积产率都会迅速下降。一般确定基础培养基配方的适当配比,以控制适当的菌浓或通过中间补料来控制适当的菌浓。

(二)制剂生产

目前生防放线菌产生抗生素的制备主要包括以下几个过程:

$$ 菌种 \xrightarrow[5\sim7d \text{ 或 } 7d\text{ 以上}]{\text{一定温度下}} 斜面菌种 \xrightarrow[25\sim30℃\text{ 振荡}]{0.1\%\sim2.0\%\text{ 接种}} 摇瓶菌种 \xrightarrow[25\sim30℃\text{ 搅拌}]{5\%\sim20\%\text{ 接种}} 发 $$

$$ 酵罐菌种 \xrightarrow[25\sim30℃\text{ 搅拌}]{5\%\sim20\%\text{ 接种}} 生产罐发酵 \longrightarrow 灭活 \longrightarrow 过滤 \longrightarrow 浓缩 \longrightarrow 检验 $$

$$ \longrightarrow 包装 $$

1. 菌种

从来源于自然界的土壤等获得能产生抗生素的放线菌,经过分离、选育和纯化后即称为菌种。菌种可用冷冻干燥法制备后,以超低温,即在液氮冰箱(-190 ~ -196℃)内保存。所谓冷冻干燥是用脱脂牛奶或葡萄糖液等和孢子混在一起,经真空冷冻、升华干燥后,在真空下保存。如条件不足时,则沿用砂土管在0℃冰箱内保存的老方法,但需长期保存时不宜用此法。一般生产用菌株经多次移植往往会发生变异而退化,故必须经常进行菌种选育和纯化以提高其生产能力。

2. 斜面菌种培养

生产用的菌株须经纯化和生产能力的检验,若符合规定才能用来制备种子。制备孢子时,将保藏的处于休眠状态的孢子,通过严格的无菌手续,将其接种到经灭菌过的固体斜面培养基上,在一定温度下培养5~7d或7d以上,这样培养出来的孢子数量还是有限的。为获得更多数量的孢子以供生产需要,必要时可进一步用扁瓶在固体培养基(如小米、大米、玉米粒或麸皮)上扩大培养。

3. 摇瓶种子培养

其目的是使孢子发芽、繁殖以获得足够数量的菌丝,并接种到发酵罐中,种子制备可用摇瓶培养后再接入种子罐进逐级扩大培养。或直接将孢子接入种子罐后逐级放大培养。种子扩大培养级数的多少,决定于菌种的性质、生产规模的大小和生产工艺的特点。扩大培养级数通常为二级。摇瓶培养是在锥形瓶内装入一定数量的液体培养基,灭菌后以无菌操作接入孢子,放在摇床上恒温培养。在种子罐中培养时,在接种前有关设备和培养基都必须经过灭菌。接种材料为孢子悬浮液或来自摇瓶的菌丝。接种量视需要而定。如用菌丝,接种量一般相当于0.1%~2.0%(接种量的百分比对种子罐内的培养基体积而言)。从一级种子罐接入二级种子罐接种量一般为5%~20%,培养温度一般在25~30℃。在罐内培养过程中,需要搅拌和通入无菌空气。控制罐温、罐压,并定时取样作无菌试验,观察菌丝形态,测定种子液中发酵单位和进行生化分析等,并观察无杂菌情况。种子质量如合格方可移种到发酵罐中。

4. 发酵罐发酵

将质量合格的种子接种到发酵罐中,使放线菌在发酵罐中进行生物合成、产生抗生素的全过程称作发酵罐发酵。种子移种到发酵罐以后,在发酵罐内的发酵过程可分为三个阶段:①菌体生长阶段;②抗生素产物合成阶段;③菌体自溶阶段。抗生素发酵的目的是获得抗生素产量。因此需选择合适的发酵培养基和培养条件缩短菌体生长阶段,使菌体代谢转入抗生素合成代谢。进入抗生素合成阶段后,需采用加糖、补料等方式延长抗生素合成期,以获得较高的产量。随着营养物质消耗、代谢产物积累,发酵将不可避免地进入菌体自溶期。此时应及时终止发酵,以避免发酵产物损失,给提取带来困难。

抗生素是微生物发酵的次级代谢物,其产量的多少受发酵基质、培养条件、底物水平、pH 大小、温度高低、通气量、发酵时间等多种因素的影响和调控,同时这些因素既相互促进又相互制约。发酵过程是整个农用抗生素生产中核心部分,发酵过程优化技术在上面已经介绍。

5. 发酵终点的判断

随着发酵过程的进行,营养物质被消耗,代谢物在发酵液中积累,发酵进入菌体自溶期,此时应终止发酵。发酵进入发酵终点有下列表现:抗生素产量增加不显著(甚至有所下降);菌体形态出现自溶;氨基酸含量上升;菌丝碎片增多,黏度增加,过滤速度降低,发酵液温度升高;pH 不正常等。不同的抗生素品种的发酵终点的判断略有出入,绝大多数掌握在菌丝开始自溶前,极少数则在菌丝部分自溶后,以便抗生素在菌丝内释放出来。总之,发酵终点的判断须综合多方面的因素统筹考虑。

6. 发酵后处理工艺及制剂的形成

要最终完成农用抗生素的生产,需要对发酵液进行进一步后处理,即调整 pH 并进行真空浓缩,加入适当的助剂和稳定剂最后形成农用抗生素制剂。因为发酵液中除含有所需要的抗生素外,还含有大量的菌体、不溶性多糖、无机盐和蛋白质等,这些杂质不仅使发酵液黏度增强,还会影响以后的提取。因此,对发酵液进行后处理,改善其特性,去除杂质,对提高提取效率也有很重要的意义。以嘧肽霉素生产为例介绍放线菌发酵后处理工艺及真空浓缩流程:

发酵液 ——夹层加热至100℃,10min 放罐——→ 板框压滤机过滤 ——→ 沉淀槽 ——去除沉淀——→

贮液池 ——6N NaOH 调到 pH 7.5／射流式真空泵——→ 浓缩罐 ——蒸汽压 0.05MPa／真空度 700mmHg——→ 浓缩液 ——助剂和稳定剂——→ 沉降

罐 ——→ 制剂

(三) 防治烟草赤星病的多抗霉素生产实例

下面以多抗霉素为例介绍放线菌产生农用抗生素的生物合成的工艺过程:

砂土管菌种 ——26℃培养 10~14d——→ 斜面菌种 ——28℃培养 36~48h——→ 摇瓶菌种

——28℃培养 24h——→ 种子罐 ——28℃培养 90~120h——→ 发酵罐 ——酸化(ph 3~4)——→ 发酵液 ——→ 浓缩

——→ 干燥 ——→ 包装

1. 斜面菌种培养

生产菌种:金色产色链霉菌(*Streptomyces aureochromogenes*)。

斜面培养基配方:麦芽糖 0.5% ;玉米粉 0.5% ;酵母膏 0.4% ;琼脂 2.0% ;pH 6.3 。

接种后于 26℃培养 10~14d 。

2. 摇瓶种子培养

培养基配方:黄豆饼粉(冷榨)5.0% ;豆油 2.0% ;葡萄糖 1.0% ;KH_2PO_4 0.1% 调 pH 6.5 后加碳酸钙 0.3% 。

罐压 $4.9 \times 10Pa$,罐温 28℃,通气量 1:1,机械搅拌培养 24h。

3. 发酵罐发酵

发酵培养基配方:黄豆饼粉 2.0% ;玉米粉 1.5% ;饴糖 4.0% ;酵母粉 0.4% ;鱼粉 0.5% ;氯化钠 0.1% ;消泡油 0.5% ;调 pH 6.5 后加碳酸钙 0.3% 。

罐压 0.05MPa,罐温 28℃,通气量 1:1(前、后期少些,中期多些),发酵

121

时间 90~120h。放罐后加草酸酸化,pH 3~4。

4. 发酵液浓缩

发酵液酸化后用真空薄膜浓缩器进行减压浓缩。料液温度 40~60℃,压力为 $1.33 \times 10^{-4} \sim 1.47 \times 10^{-4}$ Pa,流量 250kg/h。

5. 干燥和包装

浓缩液打入干燥塔喷雾干燥。进干燥塔热风温度 150℃,排风温度 75℃,塔内负压,原粉经粉碎,用滑石粉调整效价为 1.5×10 单位(1.5%)出厂。

(方敦煌　赵秀香　周晓罡　卢占军　易　龙　冷晓东 编著)

参 考 文 献

白建保,宋影,赵秀香.2007.嘧肽霉素对烟草赤星病赤星菌的抑制作用.安徽农业科学,35(10):2993,2995

陈卫辉,赵培洁,许玄玉,等.1998.哈茨木霉液体培养技术研究.江西农业大学学报,20(2):170-174

储慧清,方敦煌,孔光辉,等.2004.拮抗菌 AM6 代谢产物防治烟草赤星病赤星病试验.烟草科技,4:42-44

丁爱云,郑继法,时呈奎,等.1999.烟草几种重要病害拮抗菌的筛选.中国烟草科学,1:10-11

丁立孝,方善康.1996.防治烟草赤星病赤星病农用抗生素筛选模型的研究.中国抗生素杂志,21(4):249-252

董汉松,初明光,杨合同,等.1993b.中国烟草赤星病赤星病菌植病力在地理上和品种中分化状况的研究.山东科学,6(2):25-32

董汉松,刘爱新,孙晓平,等.1994.赤星菌弱毒株孢子孢子制剂 PCF1 对烟草赤星病赤星病的控制作用.植物保护学报,21(3):255-259

董汉松,王智发.1989.烟草赤星病赤星病菌致病力测定方法的研究.山东农业大学学报,20(4):1-8

董汉松,王智发.1990.烟草侵染性病害防治面临的难境与对策.中国烟草,2:10-13

董汉松,王智发.1992.烟草赤星病赤星病菌致病力分化和弱毒株抗性诱导作用的研究.植物保护学报,19(1):87-90

董汉松,于建立,卜晓东,等.1993a.三类因子在烟草抗赤星病赤星病诱导中的作用.山东科学,6 (2):47 - 52

董汉松,张春玲,陈瑞泰.1991.烟草抗性基因遗传变异和遗传工程及其对育种策略的影响.烟草学 刊,2:9 - 22

董汉松.1992.植物诱导抗性的机制和应用前景.植物抗性生理研究,济南:山东科学技术出版 社:193 - 201

董汉松.1993.寄主植物与病原微生物间的相互识别.农业生物技术进展与展望 - 国家 863 计划生物 技术领域第一主题学术研讨会论文选编,合肥:中国科学技术大学出版社:65 - 79

方敦煌,白江兰,邓星燕,等.2005.木霉与烟草赤星病赤星病菌对寄生效果的影响.西南农业大学学 报,25(1):33 - 35

方敦煌,王革,马永凯,等.2002.烟草赤星病赤星病菌拮抗微生物的筛选及其对病原的抑制作用.西 南农业学报,15(2):59 - 61

方敦煌,吴祖建,邓云龙,等.2006.防治烟草赤星病赤星病拮抗根际芽孢杆菌的筛选.植物病理学报, 36(6): 555 - 561

高芬,吴元华.2008.链格孢属真菌病害的生物防治研究进展.植物保护,34(3):1 - 6

何莲,彭曙光,杨小年,等.2005.烟草赤星病赤星病菌拮抗放线菌的筛选及其对病原菌的抑制作用. 植物病理学报,35(6):162 - 163

李安娜,金莹,逯鹏,等.2008.抗烟草赤星病赤星病芽孢杆菌 B102 菌株的筛选及抑菌作用.烟草科 技,2:57 - 60,64

李洪林,万秀清,颜培强,等.2008.荧光假单胞杆菌 G20-9 拮抗烟草赤星病赤星病菌研究.烟草科技, 4:56 - 59

李晶.2008.烟草赤星病赤星病菌拮抗放线菌的筛选、发酵及活性物质研究.西北农林科技大学,硕 士学位论文

梁元存,刘爱新,董汉松,等.1998.烟草抗赤星病赤星病诱导剂 SRS$_2$ 的田间应用.植物保护学报, 25 (3):235 - 239

梁元存,商明清,刘爱新,等.2000.病菌激发子诱导烟草抗赤星病烟草赤星病的研究.山东农业大学 学报,31(1):8 - 10

林壁润,谢双人,姚汝.1999,半合成农用抗生素.抗生素,15(4):174 - 177

刘国诠.2003.生物工程下游技术.北京:化学工业出版社

刘秋,吴元华,于基成.2004.东北地区保护地土壤拮抗放线菌的筛选.土壤,36(5): 573 - 575

罗坤,罗宽,朱小湘,等.2006.烟叶面细菌分离筛选及其对烟草赤星病赤星病的拮抗作用.湖南农业 大学学报,32(3):245 - 247

马冠华,肖崇刚,李浩申.2004.烟草病原真菌拮抗性内生细菌的筛选.烟草科技,8:44-45

宋影,王潮钟,郭世英,等.2009.嘧肽霉素对烟草赤星病赤星病菌的作用方式与防效研究.江苏农业科学,2:107-108

唐圣华,万秀清,郭兆奎,等.2008.烟草赤星病赤星病拮抗生防菌 BS06-1 的筛选.安徽农业科学,36(35):15564-15565,15595

唐伟,孙军德,张翠霞.2004.农用抗生素产生菌菌种选育的研究进展.微生物学杂志,24(4):42-45

王革,周晓罡,方敦煌,等.2000.木霉拮抗烟草赤星病赤星病菌菌株的筛选及其生防机制.云南农业大学学报,15(3):216-218

王光华.2004.生防细菌产生的拮抗物质及其在生物防治中的作用.应用生态学报,15(6):1100-1105

王清海,万平平,李安娜,等.2006.土壤拮抗链霉菌 R15 菌株发酵产物的抑菌作用.中国农学通报,22(2):327-330

王绍坤,赵瑜,张正元,等.1993.七种杀菌剂对赤星病赤星病菌的室内毒力测定和田间防效试验.烟草科技,3:43-44

王新民,郭兆奎,孙剑萍,等.1994.应用 0.3% 科生霉素防治烟草赤星病赤星病研究.中国烟草,2:18-20

王智文,袁士涛,何亮,等.2007.多粘类芽孢杆菌 Cp-S316 抗真菌活性物质的提取及其部分性质研究.农业环境科学学报,26(4):1464-1468

邬行彦.1982.抗生素生产工艺学.北京:化学工业出版社

徐婧,于莉,姜枉,等.2009.颉颃放线菌 XA-1 菌株分子鉴定及生物学特性研究.生物技术通报,(增刊):389-393

杨水英,李振轮,青玲,等.2007.产几丁质酶内生细菌的筛选及对烟草赤星病赤星病菌的抑制作用.河南农业科技,6:66-69

易龙,马冠华,杨水英,等.2007a.拮抗菌 Ata 28 对烟草赤星病赤星病菌的抑制及种类鉴定.西南大学学报,29(3):100-103

易龙,肖崇刚,马冠华,等.2007b.拮抗内生细菌与附生细菌及其组合对烟草赤星病赤星病的诱导抗性和控病作用.中国生物防治,23(2):165-169

易龙,肖崇刚.2004a.防治烟草赤星病赤星病有益内生细菌的筛选及抑菌作用.微生物学报,44(1):19-22

易龙,肖崇刚.2004b.烟草赤星病赤星病拮抗细菌的筛选及其控病作用.植物保护学报,31(1):63-68

余淑英,黎定军,彭曙光,等.2009.烟草赤星病赤星病菌拮抗菌发酵液的防病作用.湖南农业大学学

报,35(6):664-667

俞俊棠.2002.生物工艺学.上海:华东理工大学出版社

曾莉,朱孟沼,刘树芳,等.2006.放线菌活性产物对烟草赤星病赤星病抑制作用的初步筛选研究.西南农业学报,19(5):889-892

展丽然,张克诚,冉隆贤,等.2008.烟草赤星病赤星病菌拮抗放线菌的筛选与鉴定.华北农学报,23(增刊):230-233

张成省,孔凡玉,李多川.2005.烟草叶围细菌的分离及其对 *Alternaria alternata* 的拮抗作用.中国烟草学报,11(4):17-20

张成省,孔凡玉,刘朝科.2009.Tpb55 菌株对烟草赤星病赤星病菌的影响及其在烟草叶表的定殖.生态学杂志,28(6):1178-1181

张明厚,张敬荣,贾文香,等.1998.烟叶成熟衰老程度与对赤星病赤星病感病性的关系.植物病理学报,28(1):49-54

张元恩.1987.植物诱导抗病性研究进展.生物防治通讯,1987,3(2):88-90

赵蕾.1999.液固两相法制备木霉菌高孢粉.中国生物防治,15(3):144

中华人民共和国国家标准.2009.GB/T—23222—2008 烟草病虫害分级及调查方法.北京:中国标准出版社

朱孟沼.2007.抗烟草赤星病赤星病放线菌的复筛及其活性代谢产物研究.云南大学硕士学位论文

Bissett J. 1991. A revision of the genus *Trichoderma*. Additional notes on section Longibrachiatum. Canadian Journal of Botany, 69:2418-2420

Daly J M. 1984. The role of recognition in plant disease. Annual Review of Phytopathology, 22:273-307

Elliott M L, Des J E, Batson W E, *et al.* 2001. Viability and stability of biological control agents on cotton and snap bean seeds. Pest Management Science, 57:695-706

Fravel D R, Spurr H W. 1977. Biocontrol of tobacco brown spot disease by Bacillus cereus subsp. *mycoides* in a controlled environment. Phytopathology, 67:930-932

Key J, Kosuge T. 1985. Cellular and molecular biology of plant strees. New York: Alan R. Liss, Inc. , 303-327

Kuc J. 1988. Exprssion of latent mechanisms for resisstance to blue mold and other disease in tobacco. CORESTA inf. bull. 9th Tob. Sci Cong. Guangzhou: CORESTA, 25-43

Lucas G. B. 1975. Diseases of Tobacco(3rd ed.). Raleigh, N. C. :BCA, 267-296

Metraux J P, Burkhart W, Moyer M, *et al.* 1989. Isolation of a complementary DNA encoding a chitinase with structural homology to a bifunctional lysozyme/chitinase. Proc. Nalt. , 86:896-900

Pan S Q, Ye X S, Kuc J. 1991. A technique for detection of chitinase, β-1,3-glucanase, and protein patterns after a single separation using polyacrylamic get elect rophoresis or isoelectrofocusing. Phytopathology, 81:970 – 974

Papavizas G C. 1985. *Trichoderma* and *Gliocladium*: biology, ecology, and potential for biocontrol. Annual Review of Phytopathology, 23:23 – 54

Rifai M A. 1969. A revision of the genus *Trichoderma*. Commonw. Mycol. Inst . Mgcol. Pap.

Spurr H W. 1977. Protective applications of conidia of nonpathogenic *Alternaria* sp. isolates for control of tobacco brown spot disease. Phytopathology, 67:128 – 132

Spurr J H, Welty R E. 1972. Incidence of tobacco leaf microflora in relation to brown spot disease and fungicide treatment. Phytopathology, 62:916 – 920

Tuzun S, Juarez J, Nesmith W C, *et al*. 1992. Induction of systemic resisetance in tobacco against metalaxyltoerant strains of *Peronosporn tabacina* and the naturel occurrence of the phenomenon in Mexico. Phytopathology, 83:425 – 429

Wynn W K. 1981. Tropic and taxic responses of pathogens to plants. Annual Review of Phytopathology, 19: 237 – 255

第四章 烟草赤星病的生物防治现状与展望

我国是世界上种植烟草面积、产量最大的国家,每年计划收购量为175万吨,约占世界总产量的1/3(吴红波2006)。化学农药是我国目前防治烟草病害的主要手段。不合理的化学防治不仅提高了防治成本,导致烟叶农药残留量增加,影响烟叶品质,并且使得病原物抗药性不断增强,逐渐难以防治,迫使烟农不断更换农药的种类、加大农药量、寻求毒性更好的农药,或增加用药次数,最终导致农药在烟叶中的残留量越来越高,加重了烟叶的有害化程度。随着人们生活水平的提高和对外贸易的发展,要求烟叶生产过程尽量做到无害化。因此,人们越来越意识到环保的重要性和维持生物多样性的重要性。为了减少农药的使用量,合理地使用农药,维持生态平衡,更有利于持久有效地控制烟草病害,可持续的进行绿色烟叶生产,很多烟草科技工作者相继开展了生物防治方面的大量工作,并取得了一定成效。

烟草赤星病是由链格孢菌引起的烟叶成熟期叶部真菌病害,在国外各烟草栽培区普遍发生,危害较重。在我国的多数植烟省(自治区),烟草赤星病也已经成为危害最大的叶部病害之一,一般年份发病率为20%~30%,严重的发病率达90%,可减少产值达50%以上,并对产量、质量影响较大(朱贤朝等2002)。全国15个省(自治区)烟草侵染性病害统计表明,每年因烟草赤星病引起的病害损失达9205.433万元,对烤烟生产形成严重的制约。

控制烟草赤星病的最好措施是利用抗性品种。但到目前为止仅有2~3个抗源材料,没有可供大田栽培的抗性品种。因此,当前主要防治措施还是采用化学药剂(朱贤朝等2002),且以化学药剂菌核净及其复配剂为主,而多年的连续使用已经胁迫烟草赤星病病菌产生了明显的抗性,致使用药量和次数增多,成本增加,农药残留量也显著增加。近十多年来,随着生物技术的发展和相关研究的深入,在诱导烟草抗病性、生物防治和化学防治及转基因抗病育种等方面取得了新的进展,为控制烟草赤星病的危害作出了贡献。

烟草赤星病的生物防治从广义上讲包括抗病育种和转基因抗病育种、植物诱导抗病、拮抗微生物防治病害、植物源杀菌剂等几个方面。由于烟草是一种特殊的经济作物,当其是转基因植物时,往往成为贸易壁垒中较为合理的借口,因此在防治烟草赤星病时,转抗烟草赤星病基因的烟草并不是较为明智的选择。烟草赤星病的诱导抗性,实质是增进烟草植株对病菌的抵抗力,是烟草赤星病生物防治发展的一个重要方向。这方面国内以董汉松为主的研究小组进行了大量的探索与实践,并撰写了专著《植物诱导抗病性原理和研究》(董汉松 1995)。烟草赤星病的植物源杀菌剂也还只是刚刚开始研究(Shenol 1998,吴林等 1999),要达到实际应用还需要较长时间的探索。利用拮抗微生物防治病害属于狭义的生物防治,是传统的植物病害生物防治,也是烟草赤星病生物防治研究的重点和热点。自 20世纪 70 年代首次报道(Fravel and Supurr 1977)以来,不断有筛选拮抗微生物防治烟草赤星病的报道,其中成功范例是由链霉菌产生的多抗霉素(Polyoxin)的应用。在烟草赤星病的生物防治研究中,以拮抗微生物的利用研究较多,涉及菌株的分离与筛选、菌种遗传改良、菌剂的研制和大田应用等各个方面,是本章阐述的重点。

一、菌株的分离与筛选

自然界微生物资源异常丰富,人们所知道的微生物种类约为总数的10%,而真正被利用的不到 1%,进一步开发具有很大的潜力(Fravel and Supurr 1977)。拮抗微生物菌株的分离与筛选是开展生物防治的基础。目前用于防治烟草赤星病的拮抗微生物菌株分离与筛选工作开展得比较多，主要来源环境有烟株的叶围、根际、体内以及其他生境，所获得的微生物类别有真菌、细菌、放线菌。

1. 真菌菌株的分离与筛选

在利用真菌进行植物病害生防研究中，木霉菌作为理想的生防菌日益受到国内外的关注，其作为商品注册的生防制剂已达十几种。除木霉菌外，其他生防真菌如黏帚霉属、青霉属、曲霉属、镰刀菌属、毛壳菌属、链格孢属和漆斑菌属等对烟草病害也有一定的生防作用(王家和 1998)。

王革等(2000b)利用诱捕法从土壤中分离、筛选得到一株对烟草赤星病病菌具有极强拮抗作用的菌株 Tv-1，其生防机制主要表现为重寄生及极强的生长竞争能力，也发现有消解菌丝类物质的直接抗菌作用存在，且菌株 Tv-1 生长快，能附着、缠绕于病菌菌丝上，并产生吸器侵入菌丝，使病菌菌丝中原生质浓缩及菌丝断裂。

李梅云等(2001)采用对峙培养法，对 18 个木霉菌株对链格孢菌的拮抗作用进行试验，结果表明，18 个木霉菌均不同程度地抑制供试病原菌的生长；由于木霉菌有较强的营养竞争能力，大多数木霉菌菌株占据平皿的比例远高于病原菌所占比例，说明木霉菌对链格孢菌的拮抗作用主要表现为竞争、抗生。其中以 TR13 菌株拮抗作用最好，在防治烟草赤星病菌方面有一定的利用潜力，可以作为烟草赤星病生物防治的菌株。

陶刚(2004,2005)利用收集的木霉菌株筛选高产几丁质酶的菌株，发现木霉菌菌株 THS 21(*Trichoderma harzianum*)较高浓度(25.2U) 几丁质酶粗酶液在48h 内强烈抑制分生孢子萌发和芽管伸长，或导致芽管畸形和细胞壁破裂。

方敦煌等(2005)研究显示，木霉菌对烟草赤星病的防治效果随着木霉菌分生孢子对烟草赤星病分生孢子的配比浓度增加而增加，当木霉菌分生孢子与烟草赤星病菌分生孢子的浓度配比达 10:1 时，防治效果最大，达

90%以上,再增大浓度配比,防治效果不再增加,保持稳定。

还有筛选内生木霉菌的,如纪丽莲(2005)从黄海岸芦竹(*Arundo donax*)中分离得到一株木霉菌属的内生真菌 F 0238,在培养皿内及盆栽苗上对该菌防治烟草赤星病的作用进行试验发现,培养皿内对峙培养时,F0238对烟草赤星病菌有较强的营养竞争作用;盆栽试验时,F 0238 在 10^{10} 个/ml 分生孢子浓度下对烟草赤星病的预防能力达 90%以上,$10^8 \sim 10^9$ 个/ml 分生孢子浓度下对烟草赤星病的治疗效果达 50%以上。

2. 细菌菌株的分离与筛选

利用拮抗细菌是拮抗微生物防治烟草赤星病的一个主要内容。目前,从土壤、根际、叶围和植株内部等生态环境中已分离、筛选出有较好拮抗作用的多种(株)细菌,主要是芽孢杆菌属(*Bacillus*)、假单孢菌属(*Pseudomonas*)等。同时研究发现,植株内生菌与外围生防菌相比,生存于植物体内,不易受环境条件的影响,并与寄主植物建立起了和谐的联合关系,同时具有稳定的生存空间,可以在其中定殖和运转。并且有的植物内生细菌还可以产生植物促生物质,直接促进植物生长(姜成林等 1997)。因此,有的研究者认为,在拮抗细菌利用中内生细菌可能更有生防潜力。总的来说,在利用拮抗细菌对烟草赤星病进行生物防治方面研究人员做了大量基础研究工作。

Fravel and Supurr(1977)从烟草叶表分离筛选到 16 株对烟草赤星病菌分生孢子萌发和芽管发育伸长有影响的细菌,其中大部分细菌菌株都能抑制芽管的伸长、分枝,对分生孢子的萌发率的抑制作用接近 90%。

丁爱云等(1999)从根际土样中分离后通过平皿拮抗筛选得到对烟草赤星病菌有拮抗作用的细菌 16 株,其中有较强抑制作用的细菌 5 株,说明在作物根际土壤中存在大量对烟草病害有拮抗作用的细菌。

杨献营(2000)通过平皿生物拮抗活性测定表明,来自烟草根际的非病原细菌对烟草赤星病病菌的拮抗作用较强,在温室条件下对烟草赤星病的防治效果达 75% 以上。

易龙等(2004a,2004b)从烟草茎、叶内分离到 236 株非病原细菌,通过平板对峙培养,筛选出对不同致病力的烟草赤星病病菌均有拮抗作用的菌株 Ata 28、Ata 81、Ata 124 和 Ata 160,其对烟草赤星病病菌抑菌带宽可达 6.1~10.5mm。其中,拮抗菌 Ata 28 无菌滤液在一定浓度范围内均能有效地抑制菌丝生长和分生孢子萌发,且浓度越高,抑制力越强。抑菌作用试验证实,对病原菌起抑制作用的主要因素是菌株所产生的抑菌物质。

马冠华等(2004)为利用有益微生物防治烟草某些病害,从 7 个烤烟品种(云烟 85、红大、K 326、K 346、RG 11、G 28 和 NC 89)不同生育期的根、茎、叶中分离获得内生细菌 1729 株,并通过平板对峙培养法筛选出对烟草赤星病菌有较好拮抗活性的 52 个菌株。分析结果还发现,在各个品种、各个时期的根、茎、叶中均有不同数量拮抗烟草赤星病病菌菌株存在。表明利用内生细菌防治烟草赤星病也可能是一条可行的途径。

张成省等(2005)分离获得对烟草赤星病病菌有较强拮抗活性的 9 个细菌菌株,离体叶片生防测定表明,9 株细菌均能不同程度地减轻烟草赤星病的发生。

方敦煌等(2006a)从健康烟草根部筛选得到 9 株活性较强的抑制烟草赤星病病菌的细菌菌株,其菌体及代谢产物粗提物产生的抑菌圈直径均大于10mm;离体防治效果和田间小区防治试验表明,其中两个菌株含菌发酵液和代谢产物粗提物的离体防治效果分别为 75.6%、76.9% 和 62.5%、64.7%,小区防治效果分别为 70.3%、75.8% 和 60.3%、64.4%。代谢产物粗提物的抑菌试验发现,菌株 B 75 的代谢产物粗提物在一定浓度范围内能抑制烟草赤星病病菌分生孢子萌发、菌丝生长与产孢。发酵试验研究发现,B 75 在对数生长的中期开始产生抗菌物质,在生长的衰退期前存在一个产生抗菌物质的高峰期;温度为 30℃ 和 pH 6.0 的培养条件最适宜抗菌物质产生;三角瓶装液量为 100ml/500ml 时,是 B 75 菌株菌体生长及产生抗菌物质的最适宜量;甘露醇、酵母膏的碳、氮源最有利于 B 75 菌株菌体生长,且产生的抗菌物质抑菌活性较强(方敦煌等 2006b)。

罗坤等(2006)利用稀释分离方法,从湖南、云南烟区烟株下部叶片分离得到烟草叶面细菌 676 株,通过对峙培养试验和分生孢子萌发试验,结果 16 株菌株对烟草赤星病病菌的菌丝生长和分生孢子萌发均有较强的拮抗作用;室内盆栽生防测定试验表明,16 株菌株不同程度地减轻了烟草赤星病的发生,其中 5 株防治效果较好,分别达 77.4%、77.4%、92.5%、92.5% 和 90.3%。

王智文等(2007)通过单次单因子试验和正交试验,发现多黏类芽孢杆菌 Cp-S316 菌株产生的抗真菌活性物质粗提物对烟草赤星病病菌菌丝有强烈的抑制作用,显微观察发现,活性物质能引起菌丝原生质凝集。对抗真菌活性物质的发酵培养基进行了优化,获得适合菌株生长和抗真菌活性物质产生的最佳培养基配方。经摇瓶发酵试验,发酵液效价比基础培养基配方提高了 325.2%。

杨水英等(2007)从健康烟叶中筛选到一株产几丁质酶的内生细菌,该菌及其代谢产物对烟草赤星病病菌菌丝生长有明显的抑制作用,被抑制的菌落边缘菌丝生长畸形,而且膨大呈结节状。

3. 放线菌菌株的分离与筛选

放线菌在自然界分布广泛,主要以分生孢子或菌丝状态存在于土壤、空气和水中,尤其是含水量低、有机物丰富、呈中性或微碱性的土壤中数量最多。放线菌也是重要的生物农药来源,目前广泛应用的抗生素约 70% 是各种放线菌所产生。近年来,农用抗生素如"多抗霉素"已用于防治烟草赤星病,国内许多学者相继开展了筛选拮抗放线菌及其产物防治烟草赤星病研究。

青岛农业大学丁立孝和方善康(1996)通过离体烟叶平皿培养测定法,从 2000 多株放线菌中选出 11 株产生抗生素菌株,初选率为 0.5%,用这些菌株进行液体培养及盆栽植株的防治试验,对烟草赤星病的防治效果在

70%以上。其中用离体烟叶平皿培养筛选到了能产生对烟草赤星病病菌具有很强抑菌作用的农用抗生素的链霉菌菌株 S-10,经鉴定为弗氏链霉菌山东变种(*Streptomyces fradiae* var. *shandongnesis*),产生的抗生素是碱性水溶性抗生素,其发酵液对烟草赤星病病菌抑菌圈直径可达 3.20cm,温室盆栽试验防治烟草赤星病效果达 75.3%(丁立孝和方善康 1999)。

云南省烟草科学研究院农业所方敦煌等(2002)从烟草赤星病斑上分离出了 14 株拮抗烟草赤星病病菌的微生物,对峙培养发现其中 6 株对烟草赤星病病菌的 6 个菌株具有拮抗作用,其中放线菌 AM 6 经鉴定为球孢链霉菌,拮抗菌 AM 6100 倍带菌培养液对烟草赤星病的防治效果达 100%,灭菌滤液的抑制效果为 81.8%,其抑菌机理主要是产生拮抗物质。

何莲等(2005)从烟草、辣椒和番茄地中分离、纯化、筛选获得两个对烟草赤星病病菌抑制作用较好的放线菌菌株,在 PDA 平板上经对峙试验发现,其抑菌带宽分别达 11.8mm 和 11.3mm,培养 8d 后的发酵液对烟草赤星病的防治效果达 73.5% 和 32.4%。

山东农业大学从烟草、番茄、辣椒根际采集到的土壤中分离到对烟草赤星病有拮抗作用的放线菌 10 株,有较强抑制作用的放线菌 4 株,对其中一株具有高效广谱的链霉菌 R_{15} 进行了较为系统的研究(王清海等 2006)。经形态特征、培养性状及生理生化特征分析将菌株 R_{15} 鉴定为金色链霉菌(*Streptomyce aureus*)。平板对峙培养表明 R_{15} 对烟草赤星病病菌菌丝生长、分生孢子萌发均具有强烈的抑制作用,R_{15} 培养液对烟草赤星病病菌的分生孢子萌发相对抑制率为 86.31%,处理后的烟草赤星病病菌分生孢子不萌发或萌发后芽管顶端膨大,芽管停止生长,并且对小麦纹枯病菌(*Rhizoctonia solani*)、小麦根腐病菌(*Bipolaris sorokiniana*)、棉花枯萎病菌(*Fusarium oxysporum* f. sp. *vasinfectum*)、烟草黑胫病菌(*Phytophthora parasitica* var. *nicotianae*)、辣椒疫霉病菌(*Phytophthora capsici*)、苹果轮纹病菌(*Physalospora piricola*)等植物病原菌都具有较强的抑菌活性。该菌可以产生多种细胞壁降解酶,如 β-1,3-葡聚糖酶、β-1,6-葡聚糖酶和 β-葡萄糖苷酶等

（万平平等 2004，2006）。

云南省农业科学院农业环境资源研究所曾莉等（2006）通过分生孢子萌发法从 278 份放线菌发酵液提取物中筛选出对烟草赤星病病菌分生孢子萌发抑制率在 50%~100% 的有 34 份，占总发酵液提取物的 12.23%；离体叶片悬滴法测定了分生孢子萌发抑制率在 70% 以上的发酵液提取物对烟草赤星病的防治作用，防治效果在 50% 以上的有 17 份；并进一步在温室盆栽植株上对防治效果进行了验证试验。

云南大学的朱孟沼（2007）分离得到了 2 株活性强且稳定的放线菌 YIM 31635 和 YIM 31347，在活体植株上对烟草赤星病的平均防治效果分别达到了 98.5% 和 90.9%。通过各种层析方法对这两株放线菌的发酵产物进行活性跟踪分离，得到了两个化合物 G2、G3 和一个组分 MR-M-1-1，它们对烟草赤星病病菌具有较强的抑制活性，其中 G2 和 G3 对烟草赤星病病菌的最低抑制浓度分别小于 2μg/ml 和 6μg/ml。经结构解析化合物 G2、G3 分别为寡霉素 A 和 C。

中国农业科学院植物保护研究所展丽然等（2008）采用稀释平板分离法从张家界金鞭溪采集的土样中分离到 20 株放线菌。通过平皿对峙培养的方法，筛选出 S-1、S-6、S-16、S-20 等 4 株抑菌效果明显的菌株（抑菌率≥50%），抑菌率分别为 51.7%，53.4%，51.9%，71.4%。其中菌株 S-20 的发酵液的代谢产物对烟草赤星病病菌的抑制作用显著，抑菌圈直径为 26.3mm。经形态特征、培养特征以及生理生化特性测定，初步鉴定菌株 S-20 为链霉菌属（*Streptomyces* sp.）放线菌。菌株 S-20 不仅对烟草赤星病病菌作用明显，对其他植物病原真菌同样有抑制作用，抑菌谱广。

西北农林科技大学的李晶（2008）从秦岭太白山区分离得到对烟草赤星病病菌拮抗作用较好且遗传稳定的菌株 LJ 198-7。对 LJ 198-7 的活性产物进行分离纯化，得到一个新的氨基糖苷类化合物，该活性产物对烟草赤星病有预防作用，对已侵入的菌丝也有很好的治疗效果。其抑菌机理是 LJ 198-7 活性产物能强烈抑制病原菌菌丝的生长和分生孢子的萌发，引起病原菌菌丝扭曲或膨大、分枝增多、分枝顶端细胞壁破裂、原生质外溢,产生溶菌作用;分生孢子数减少,分生孢子萌发率降低、芽管畸形。

湖南农业大学余淑英等(2009)从烟草、辣椒和番茄地里取样,通过分离、纯化获得2个放线菌SZF 2和SZF 7对烟草赤星病病菌具有很强的抑制作用,在PDA平板上对峙试验,其抑菌带宽分别达11.8mm和11.3mm。培养8d的SZF 2和SZF 7的发酵液对烟草赤星病的防治效果达73.5%和32.4%,离体和盆栽试验结果表明,SZF 2和SZF 7的发酵液可明显降低烟草赤星病的病情指数,其盆栽试验相对防治效果分别为48.94%和50.13%,但是大田的防治效果有所下降。经鉴定属链霉菌属(Streptomyces)菌株。作用机制研究表明SZF 2和SZF 7的发酵液能抑制烟草赤星病病菌的菌丝生长和分生孢子萌发,同时还能激发烟草产生过量过氧化物酶(POD)和多酚氧化酶(PPO)酶活性的增加,从而提高烟草对烟草赤星病病菌的抗性,发酵液还具有促进烟草种子萌发的作用。

沈阳农业大学徐婧等(2009)从辽宁地区土壤中分离获得放线菌XA-1,该菌株无论其活体还是其发酵液对烟草赤星病病菌均有不同程度的抑菌活性。通过形态特征、培养特征、生理生化特性等方面的试验,结合16S RNA基因序列的测定,鉴定认为放线菌菌株XA-1属于稀有放线菌橘色糖丝菌。

沈阳农业大学吴元华研究组从辽宁地区的土壤中分离到多株对烟草赤星病病菌有抑制作用的链霉菌,在室内和温室试验中对烟草赤星病均表现出良好抑菌防病效果(刘秋等2004)。菌株YH 9407为链霉菌属金色类群中的杀真菌链霉菌变种、菌株182-2为链霉菌属可可链霉菌辽宁变种(Streptomyces cacaoi var. liaoningensis)。菌株YH 9407产生的农用抗生素TS 99为四烯类抗生素,抑菌谱很广,对烟草赤星病病菌及辣椒炭疽病菌(Colletotrichum capsici)、番茄叶霉病菌(Cladosporium fulvum)、甜瓜枯萎病菌(Fusarium oxysporum f. sp. melonis)等多种蔬菜病原真菌有较好的抑制作用,用稀释10倍的TS 99粗提液处理后的烟草赤星病病菌菌体细胞膜被破坏,内含物外渗、原生质凝集、液泡消失,菌丝体产生瘤状畸形或断裂,其生长能力完全被抑制(吴元华等 2004)。菌株 182-2 的发酵液对烟草赤星病病菌具有良好的抑制作用,且对多种病原真菌具有广谱抗性,对烟草赤星病的离体发病抑制率达 65.79%,温室盆栽试验中的保护性抑制发病率为 60.01%,治疗性抑制发病率为 47.37%。产生的抗生素 KA 08 是一种碱性水溶性抗生素,对病原菌分生孢子的作用前期主要抑制其萌发,后期则主要对萌发的芽管产生影响,导致其缩短、扭曲、形成大泡囊或原生质体外渗,且使芽管畸形(高芬等 2008)。

文孟良研究组从土壤中筛选到多株对烟草赤星病具有较强抗菌活性的放线菌菌株,如菌株 ECO 00001、菌株 ECO 0002、菌株 ECO 0008 等。从藤黄灰链霉菌 ECO 00001 的菌丝体丙酮粗提物中分离得到两个活性化合物。经波谱分析,鉴定为大环内酯类抗生素寡霉素 C 和 A。采用分生孢子萌发抑制法和菌丝生长抑制法测定寡霉素 C 和 A 对烟草赤星病菌的离体抗菌活性,结果表明当寡霉素 C 和 A 的浓度分别为 $15\mu g/ml$ 和 $5\mu g/ml$ 时,对烟草赤星病病菌的分生孢子萌发抑制率均为 100%;当浓度分别为 $100\mu g/ml$ 和 $50\mu g/ml$ 时,对烟草赤星病病菌的抑菌圈直径均在 10mm 以上(李一青等 2008)。利用马来西亚链霉菌 ECO 0002 生产的制剂对烟草赤星病具有较好的离体及活体防治效果,可用于烟草作物上烟草赤星病的防治(文孟良等 2006)。利用公牛链霉菌 ECO 0008,制备出具有较高抑制活性并初步鉴定为吡喃酮类的新化合物 YNUCN-0021,室内盆栽防治效果试验结果表明:新活性化合物 YNUCN-0021 在质量浓度为 200mg/L 时对烟草赤星病的保护和治疗效果分别为 90.58% 和 48.71%(尚慧等 2009)。

二、菌种遗传改良和生物技术应用

通过平板拮抗筛选和温室盆栽试验可发现很多有较好拮抗效果的菌

株,但能应用到大田病害防治的菌株很少,其主要原因除了环境因素影响外,也与菌株本身的生长速率、繁殖能力、定殖能力及抗生素产量等因素密切相关。因此,为了提高生防效果,有的研究者利用传统的与现代生物技术对野生菌株进行了遗传改良研究。

易龙等(2008)采用紫外线及紫外线加氯化锂复合诱变方式对烟草赤星病有控病作用的枯草芽孢杆菌 Ata 28 生防菌株进行诱变处理,结果经紫外线处理获得正突变菌株 14 株,将抑菌带最宽的突变株 UV-126 作遗传稳定性试验,其结果不理想。经复合诱变获得正突变菌株 8 株,其中突变株 UV-199 抑菌带宽由出发菌株的 8.4mm 提高到 9.7mm,比出发菌株提高了 15.5%,高于 UV-126,且传代稳定。实验结果表明,拮抗菌 Ata 28 菌株对紫外线及紫外线加氯化锂复合诱变均比较敏感,但紫外线加氯化锂复合诱变对拮抗菌 Ata 28 的拮抗性能提高明显。控病病害试验表明,UV-199 比出发菌株的防治效果有较显著的提高。

三、应用

从微生物代谢产物中寻找控制有害生物的生物农药是新农药研究的一个重要方向,菌株的分离筛选固然是最基本的工作,但发酵配方、制剂类型的不同,拮抗菌株活性物质的种类和产量及最终导致生防效果出现较大差异。优化拮抗菌的发酵条件及剂型,能有效提高对烟草赤星病病菌的抑制作用和烟草赤星病的控制效果。

生物防治研究的最终目的是在大田生产中将目标病害的危害控制在经济允许水平之下,且获得最大的环境效益及最佳的质量安全产品。因此,通过最初的拮抗筛选,盆栽试验,以及田间小区试验等程序,所筛选出来的菌株是否能够真正起到较好的控病作用,必须在大田生产上能经得起检验,表现出较好的防治效果。目前,在田间试验中发现了一些有一定应用潜力的菌株,但可大范围推广应用的制剂产品为数不多。

王革等(2000a)将分离得到的木霉菌 Tv-1 制成的菌剂进行离体叶片、烟草苗期、大田期防治效果测定。结果表明,当菌剂中分生孢子浓度达 10^7 个/ml 时,可明显防止病斑出现,同时它还能促进烟苗生长;在苗期施用Tv-1与营养土的比例为 1∶15 时,Tv-1 对促进幼苗生长有显著效果,幼苗上枯萎病控制效果为 86.5% ;用 Tv-1 生物制剂与营养土按 1∶15 的比例混合后以 465kg/hm 和 930kg/hm 装入营养袋育苗,并在烟草大田期以 10^4 个/ml 喷于叶片上时,对大田烟草赤星病的控制效果分别为 60.57% 和 70.53% 。

储慧清等(2004)用拮抗菌 AM 6 代谢产物进行防治烟草赤星病的试验,结果表明,含有 AM 6 拮抗物质的制剂喷雾烟草叶片对烟草赤星病有较好防治效果,并且随着制剂中拮抗物质含量的增加而提高,以 100 倍液施用 2 次防治效果较好,田间防治效果为 80.3% 。

在自然界中,病原菌的抗药性反应是其适应环境胁迫的一种特性,要避免或减缓病原菌抗性的产生,最好采用混合菌株研制生防菌剂(Raupach and Kloepper 1998,Guetskyl *et al.* 2002,Szczech and Shoda 2004)。在混合菌剂生产中有的直接进行多菌株混合培养,再制剂化;也有通过单菌株发酵后,再混合制剂化。我国大面积推广应用的增产菌系列产品就是由多种芽孢杆菌组成的混合菌剂,单菌发酵后混合制剂化,在全国推广应用多年,取得良好的抗菌防病效果(梅汝鸿 2004)。因此,今后在利用生防细菌防治植物病害的研究中也应考虑到持续性利用问题,应重视对混合菌剂的研制。

利用生防菌、生防制剂等来防治烟草赤星病是一种与环境相融性好,对烟叶质量安全且与化学药剂具相同防治效果的有效途径。但到目前为止,已报道的能用来防治烟草赤星病的生防菌或生防制剂多处于试验阶段,只有少数几个产品用于生产实践。

四、展望

生物防治作为烟草病害综合防治的重要组成部分,具有无污染、无公害、长效等优点,是发展可持续农业的保障措施之一。利用生防制剂防治烟草赤星病是一种安全、有效的途径。人们从烟草根际(方敦煌等2006a,李安娜等2008)、叶围(易龙等2004b,张成省等2005,罗坤等2006)和植株内部(易龙等2004a)筛选出一些生防菌株,如多黏类芽孢杆菌Cp-S316菌株(王智文等2007)、枯草芽孢杆菌Ata 28(易龙等2007)、荧光假单胞杆菌G 2029(李洪林等2008)等,并用于烟草赤星病的防治。但到目前为止,已报道的能用来防治烟草赤星病的生防菌或生防制剂均处于试验阶段。唯一在生产上推荐使用的是多抗霉素,是一种放线菌产生的抗生素,但其效果比常用的化学药剂差一些,并没有大面积应用。导致这种局面的原因,一是因为烟草赤星病病菌是一个混杂的群体,寄主范围广、致病力分化普遍,潜育期变化大,遇到合适的条件2~5d就暴发成灾,生物防治时活菌体需要长时间维持较高的种群或活性物质需要长时间维持较高的浓度,防治成本增加、防治难度加大;二是目前所采取的方法是在培养条件下进行菌株筛选,然后进行离体、盆栽和田间可控条件下的防治试验,与田间实际条件相差甚远;三是生防菌剂本身易受水分、温度、光照等环境的影响,制剂贮存稳定性差,特别是活体防治时存在一个生物学过程,毒性低、见效慢,田间防治效果不稳定。四是目前推广使用的化学农药效果明显,属于低毒、低残留、高效的类型,而且可供选择不同有效成分的农药品种也比较多。

结合国内外植物病害生物防治和产品开发主要发展趋势,在烟草赤星病的生物防治上需要进一步加大生防制剂的研制开发力度,建立和完善与之配套的施用技术,具体可以从以下几个方面开展研究:

1. 生防资源的发掘和改良

生防资源是生物防治的基础,在烟草赤星病生防资源的发掘上还远远不够,仅仅涉及产生抗生素的放线菌、拮抗的细菌和真菌,集中于链霉菌、芽孢杆菌、木霉等几个属,并且均是小规模、小范围的筛选,获得的菌株极为有限,遗传改良也只是在尝试(易龙等 2008)。因此,今后需要联合攻关,进行较大规模生防资源的发掘工作。

2. 高效发酵技术和菌剂生产技术研究

解决活菌制剂的保藏,维持生防菌种的活性是植物病害生物防治产品开发的难题,这也是研究中效果好,而田间应用时不稳定的原因。因此,需要在菌剂生产上探索高效发酵技术以提高活菌量或活性产物含量,开展生防菌株复混配技术和菌剂保存技术研究。

生防菌株的复混配是建立在生防资源的发掘和改良的基础上,利用生防菌株的种群多样性或活性产物多样性进行复混配,可以直接进行多菌株混合培养,再制剂化;也可以单菌株发酵,再混合制剂化。多菌混合使用,可避免或减缓病原菌抗性的产生,延长有效期并提高防治病害的广谱性和适应性,是解决生防菌不稳定,提高其定殖水平与防治效果的一个好策略。易龙等(2004a)的研究表明,烟草内生细菌可以在植物体内定殖、运转,具有良好的生存空间,同时还能诱导寄主产生抗病性;附生细菌在体表可占领病原菌的生存空间及营养竞争等。两者协同作用从烟草体内到体外共同作用抵抗病原菌的侵入,其协同作用对烟草赤星病的控病效果比单施内生细菌和附生细菌的防治效果均有所提高。因此,今后生物防治烟草赤星病的研究中也应重视对混合菌剂的研制。

与化学农药结合是提高生防菌株的有效手段。生物农药在以后将会从深度和广度上加大与化学农药的混合使用,甚至替代化学农药而成为防治病虫害的主要手段。今后生物防治烟草赤星病的具体应用中可以积极探索生物农药与化学农药的混合使用。

3. 应用生态学和施用技术研究

对病原物的流行和生态学进行更深入的研究,使环境和操作更有利于生防微生物作用的发挥。对于微生物活菌制剂,应加强作用机制、定殖生态学等研究,找到有利于活菌发挥拮抗作用的环境和营养条件。在生物防治烟草赤星病的研究中,需要加强生防微生物在烟草叶片上的生态适应性等定殖能力研究,维持可以控制病害发生的种群优势。

此外,需要与种植抗病品种、农业防治等相结合,在现代烟草农业示范点上探索推广,以促进生物防治烟草赤星病的应用。

(马冠华　方敦煌　赵秀香　编著)

参 考 文 献

储慧清,方敦煌,孔光辉,等.2004.拮抗球孢链霉菌 AM6 代谢产物防治烟草赤星病的田间效果测定. 云南农业大学学报,19(1):4 - 6,23

丁爱云,郑继法,时呈奎,等.1999.烟草几种重要病害拮抗菌的筛选.中国烟草科学, 1:10 - 11

丁立孝,方善康. 1996. 防治烟草赤星病农用抗生素筛选模型的研究. 中国抗生素杂志, 21 (4):249 - 252

丁立孝,方善康. 1999. 农用抗生素对烟草赤星病防治效果的研究. 吉林农业大学学报, 21 (2):16 - 19

董汉松. 1995. 植物诱导抗病性原理和研究. 北京:科学出版社

方敦煌,白江兰,邓星燕,等.2005.木霉与烟草赤星病菌对寄生效果的影响.西南农业大学学报,25 (1):33 - 35

方敦煌,王革,马永凯,等.2002.烟草赤星病菌拮抗微生物的筛选及其对病原的抑制作用.西南农业学报,15(2):59 - 61

方敦煌,吴祖建,邓云龙,等.2006a.防治烟草赤星病拮抗根际芽孢杆菌的筛选.植物病理学报,36 (6):555 - 561

方敦煌,吴祖建,邓云龙,等.2006b.烟草赤星病拮抗菌株 B 75 产生抗菌物质的条件.中国生物防治, 22(3):244 - 247

高芬,吴元华,魏颖颖,等.2008.拮抗链霉菌 182-2 的抑菌防病作用及抗菌物质的初步鉴别.中国生

物防治,24(2):148-153

何莲,彭曙光,杨小年,等.2005.烟草赤星病菌拮抗放线菌的筛选及其对病原菌的抑制作用.植物病理学报,35(6):162-163

纪丽莲.2005.芦竹内生真菌F 0238对烟草赤星病的防治作用.江苏农业科技,2:54-56

姜成林,徐丽华.1997.微生物资源学.北京:科学出版社

李安娜,金莹,逯鹏,等.2008.抗烟草赤星病芽孢杆菌B102菌株的筛选及抑菌作用.烟草科技,2:57-60,64

李洪林,万秀清,颜培强,等.2008.荧光假单胞杆菌G20-9拮抗烟草赤星病菌研究.烟草科技,4:56-59

李晶.2008.烟草赤星病菌拮抗放线菌的筛选、发酵及活性物质研究.西北农林科技大学,硕士学位论文

李梅云,王革,李天飞,等.2001.烟草主要真菌病害生防木霉的筛选.西南农业大学学报,23(1):10-12

李一青,刘树芳,李铭刚,等.2008.藤黄灰链霉菌ECO 00001菌株中寡霉素A和C的分离鉴定及其活性.植物保护学报,35(1):47-50

刘秋,吴元华,于基成.2004.东北地区保护地土壤拮抗放线菌的筛选.土壤,36(5):573-575

罗坤,罗宽,朱小湘,等.2006.烟叶面细菌分离筛选及其对烟草赤星病的拮抗作用.湖南农业大学学报,32(3):245-247

马冠华,肖崇刚,李浩申.2004.烟草病原真菌拮抗性内生细菌的筛选.烟草科技,8:44-45

梅汝鸿.1991.植物微生态制剂——增产菌.北京:中国农业出版社:1-4

尚慧,杨佩文,李铭刚,等.2009.放线菌ECO 0008产新活性化合物YNUCN-0021对几种作物病害的防治.农药,48(8):611-613

陶刚,刘杏忠,王革,等.2004.木霉几丁质酶对烟草赤星病菌的作用.中国生物防治,20(4):252-255

陶刚,刘杏忠,王革,等.2005.产几丁质酶木霉生防菌株的生化测定.西南农业学报,18(4):452-455

万平平,丁爱云,李安娜,等.2004.产β-1,3-葡聚糖酶链霉菌菌株的筛选及其酶特性研究.烟台师范学院学报,20(1):58-61

万平平,齐勇,韩玉梅,等.2006.土壤拮抗链霉菌R15 β-1,3-葡聚糖酶的纯化与部分特性分析.农业环境科学学报,25(5):1266-1270

王革,方敦煌,马永凯,等.2000a.云南省烟草赤星病菌致病力分化及生物防治研究.中国烟草学报,6(4):31-37

王革,周晓罡,方敦煌,等.2000b.木霉拮抗烟草赤星病菌菌株的筛选及拮抗机制.烟草科技,
　3:45－47

王家和.1998.烟草根病拮抗真菌的分离与筛选.中国生物防治,14(1):28－31

王清海,齐勇,亓立云,等.2006.链霉菌 R15 菌株鉴定及作用机制.山东农业大学学报,37
　(1):11－16

王智文,刘训理,何亮,等.2007.Cp-S316 菌株发酵培养基的优化及其对烟草赤星病菌的抑制作用.
　农业环境科学学报,26(2):723－728

文孟良,杨佩文,李铭刚,等.2006.一种微生物抗烟草赤星病剂及其制备方法和应用.中华人民共和
　国国家知识产权局专利,ZL 200610010891.4

吴红波.2006.生物防治在我国烟草病虫害防治上的应用.贵州农业科学,34(增刊):103－105

吴林,于黎莎,李谦,等.1999.巴姆兰对烟草防病增产效果的研究.安徽农业科学,27(1):71－72

吴元华,文才艺,朱春玉,等.2004.农抗 TS99 对烟草赤星病菌作用的研究.中国烟草学报,10
　(4):20－22,35

徐婧,于莉,姜桂,等.2009.颉颃放线菌 XA-1 菌株分子鉴定及生物学特性研究.生物技术通报,(增
　刊):389－393

杨水英,李振轮,青玲,等.2007.产几丁质酶内生细菌的筛选及对烟草赤星病菌的抑制作用.河南农
　业科技,6:66－69

杨献营.2000.非病原细菌对烟草赤星病的生物抑制作用研究.中国烟草科学,3:47－48

易龙,马冠华,杨水英,等.2007.拮抗菌 Ata 28 对烟草赤星病菌的抑制及种类鉴定.西南大学学报,
　29(3):100－103

易龙,田艳,吴显佳,等.2008.草芽孢杆菌 Ata 28 生防菌株诱变改良及其控病影响.西南大学学报,
　30(1):51－57

易龙,肖崇刚,马冠华,等.2004a.防治烟草赤星病有益内生细菌的筛选及抑菌作用.微生物学报,44
　(1):19－22

易龙,肖崇刚.2004b.烟草赤星病拮抗细菌的筛选及其控病作用.植物保护学报,31(1):63－68

余淑英,黎定军,彭曙光,等.2009.烟草赤星病菌拮抗菌发酵液的防病作用.湖南农业大学学报,35
　(6):664－647

曾莉,朱孟沼,刘树芳,等.2006.放线菌活性产物对烟草赤星病抑制作用的初步筛选研究.西南农业
　学报,19(5):889－892

展丽然,张克诚,冉隆贤,等.2008.烟草赤星病菌拮抗放线菌的筛选与鉴定.华北农学报,23(增刊):
　230－233

张成省,孔凡玉,李多川,等.2005.烟草叶围细菌的分离及其对 *Alternaria alternata* 的拮抗作用.中国

烟草学报,11(4):17-20

朱孟沼.2007.抗烟草赤星病放线菌的复筛及其活性代谢产物研究.云南大学硕士学位论文

朱贤朝,王彦亭,王智发.2002.中国烟草病害.北京:中国农业出版社:64-75

Fravel D R,Spurr H W. 1977. Biocontrol of tobacco brown spot disease by *Bacillus cereus* subsp. *mycoides* in a controlled environment. Phytopathology, 67:930-932

Guetskyl R, Shtienberg D, Dinoor A, *et al*. 2002. Establishment, Survival and Activity of the Biocontrol Agents *Pichia guilermondii* and *Bacillus mycoides* Applied as a Mixture on Strawberry Plants. Biocontrol Science and Technology, 12(6):705-714

Raupach G S, Kloepper J W. 1998. Mixtures of plant growth-promoting rhizobacteria enhance biological control of multiple cucumber pathogens. Phytopathology, 88:1158-1164

Shenol M M. 1998. In vitro evaluation of botanicals for myco-toxic properties against *Alternaria alternata* causing brown spot disease of tobacco. Tobacco Research, 24(2):77-81

Szczech M, Shoda M. 2004. Biocontrol of Rhizoctonia damping-off of tomato by *Bacillus subtilis* combined with *Burkholderia cepacia*. Journal of Phytopathology, 152:549-556